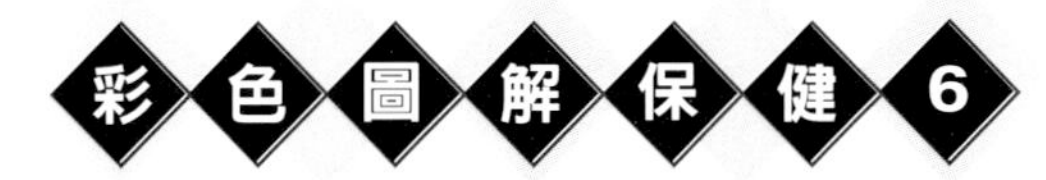

永保年輕視力的竅門

眼睛疲勞 視力減退

赤塚眼科高山醫院院長
高山東洋／主編
施聖茹／編譯

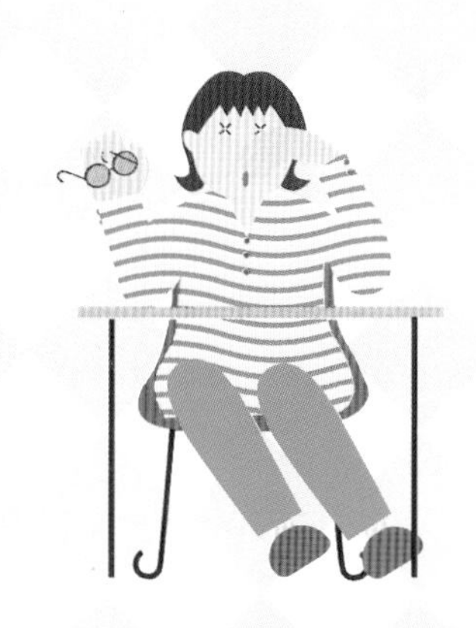

品冠文化出版社

CONTENTS

眼睛疲勞、視力減退●目錄

●指導專家（敬稱省略．順序不同）

赤塚眼科高山醫院院長 **高山東洋**

社會福利法人贊育會My Home春實復健中心部長 **星虎男**

前千葉縣立衛生短期大學教授．營養學博士 **落合敏**

醫學博士 **山之內慎一**

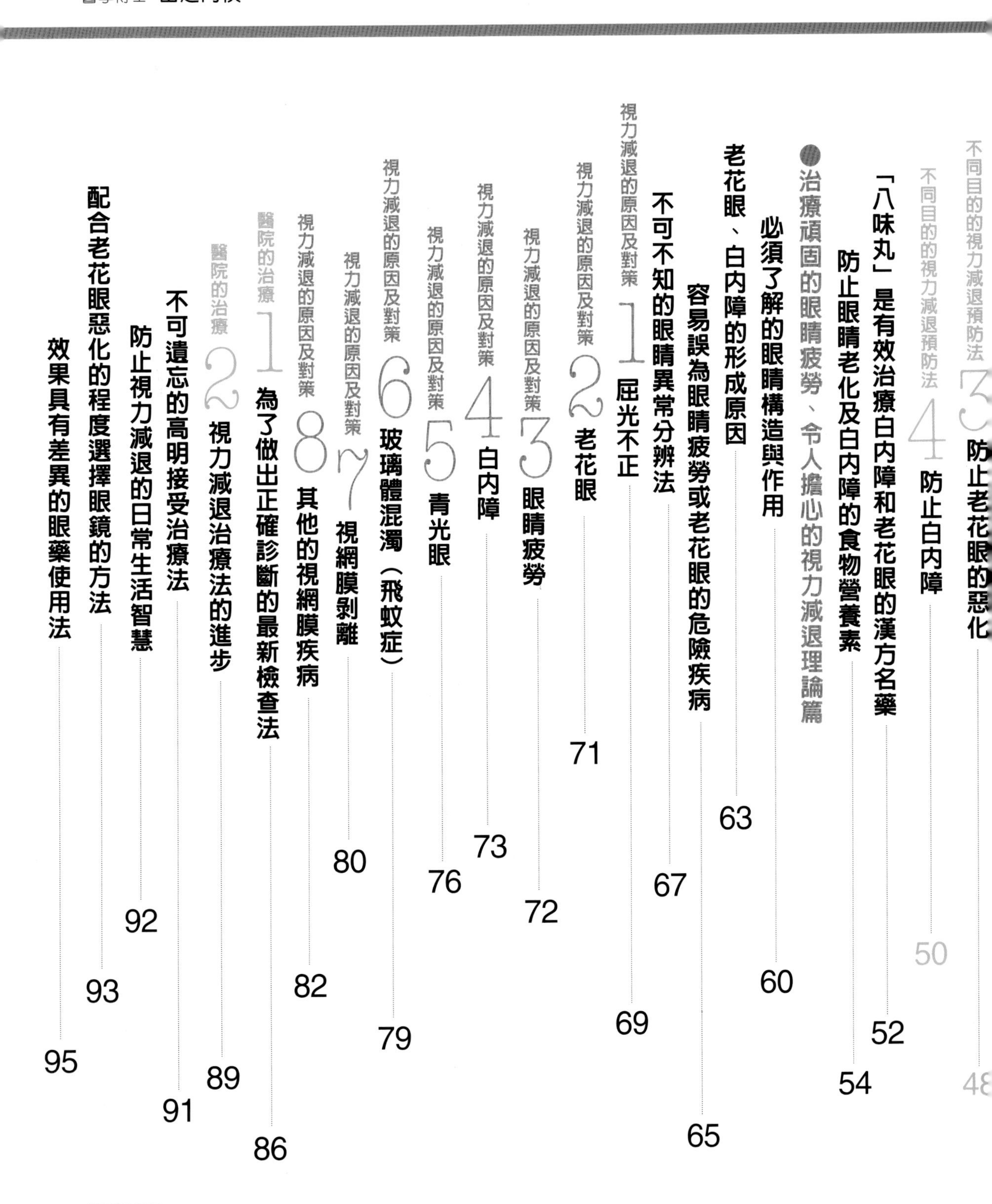

前言

視覺、聽覺、嗅覺、味覺、觸覺稱為五感，如果問「最不想失去的感覺是哪一感？」大部分的人可能都會回答「視覺」吧！

我們會在無意識中總動員五感，收集外界的情報，而透過視覺所得的情報，佔壓倒性的多數，因此幾乎所有的人都不想失去視覺。

視覺，是由如乒乓球般大的小眼球、圍繞眼球的神經及肌肉等組織而成。眼球的構造和功能相當複雜、纖細，即使是現代的醫學，仍有許多不解之處。不過與二、三十年前相較，利用早期發現、早期治療，就能恢復視力的疾病，或即使無法完全復原，但能遏止視力減退的疾病也非常多。

至於眼睛疾病的解說，會在後半段為各位敘述。不僅是單純的解說，尚包含了能夠早期發現的線索，因此各位在閱讀的同時，如果能夠銘記在心，那麼未來發生萬一時，才有幫助。

欲保護眼睛的健康，平時就要維護全身的健康，並且盡量避免精神的壓力，保持心情平靜。眼睛與腦同樣的，只有在清醒時能發揮作用，所以，動不動就可能會出現感覺鈍麻的情況。

「眼睛疲勞」這種不快的感覺，主要是眼睛出現機能或器質異常，也有可能是因為臟器異常引起的，可算是一種警告信號。

專門術語稱疲勞眼睛為眼睛疲勞，其中包括疾病引起的症候性眼睛疲勞。幾乎所有的眼睛疲勞都不是器質性的，而是機能性的眼睛疲勞。

截至目前為止，並沒有簡單說明眼睛疲勞消除法，及從各種角度探討的解說書籍。

本書即以專門解說眼睛疲勞為主，輔以圖片和插圖，使治療法一目了然。

治療眼睛疲勞或減輕眼睛疲勞的方法，許多都可以利用東方醫學的療法進行。社會福利法人贊育會My Home春實復健中心部長星虎男先生，介紹許多家庭療法。此外關於老花眼或白內障，也可以藉著給予眼睛刺激及飲食，防範到某一程度或利用漢方藥治療，本書即介紹這些方法。飲食方面由前千葉縣立衛生短期大學教授落合敏先生，漢方處方方面則由醫學博士山之內慎一先生鼎力協助，在此深致感謝之意。

眼睛疲勞或老花眼有時是重大疾病的前兆，或者本身就是一種疾病，因此本書也會談一般人容易弄錯的眼睛疾病。如果長期持續眼睛疲勞或感覺異常時，一定要接受眼科醫師的診察。

所謂「眼睛是心靈之窗」或「身體之窗」，可以從本書介紹的方法中，選擇容易進行的，嘗試感覺舒適的方法，相信一定能夠長保你年輕光輝的眼睛。

高山東洋

眼睛的疲勞與症狀容易出現之處

眼睛疲勞在醫學上亦稱為「眼精疲勞」。無論兒童或大人，任何人都可能發生。不過大都是在中年後才發生的。

隨著年齡的增長，身體的組織會失去彈力，眼睛也不例外。看東西時，負責對準焦距的晶狀體或睫狀肌失去彈性，調節力逐漸衰退，即老花眼睛。失去彈力的組織無法長時間持續工作，亦即一旦罹患老花眼，眼睛就容易疲倦。

在健康且全身不會疲勞時，很少只有眼睛會疲勞，但是到了中、高年齡層，眼睛調節力衰退，身體的持久力降低，容易引發全身疲勞。欲消除疲勞必須花費一段時間。因為環境、工作量內容，可能強迫性的必須要「工作」，而長時間工作或人際關係、眼睛的折射調整異常及斜視、結膜炎、乾眼症等，對眼睛當然都會造成影響。

眼睛疲勞時，不只是眼睛，連頸部、肩膀、額頭、枕部及鼻根都會出現症狀。

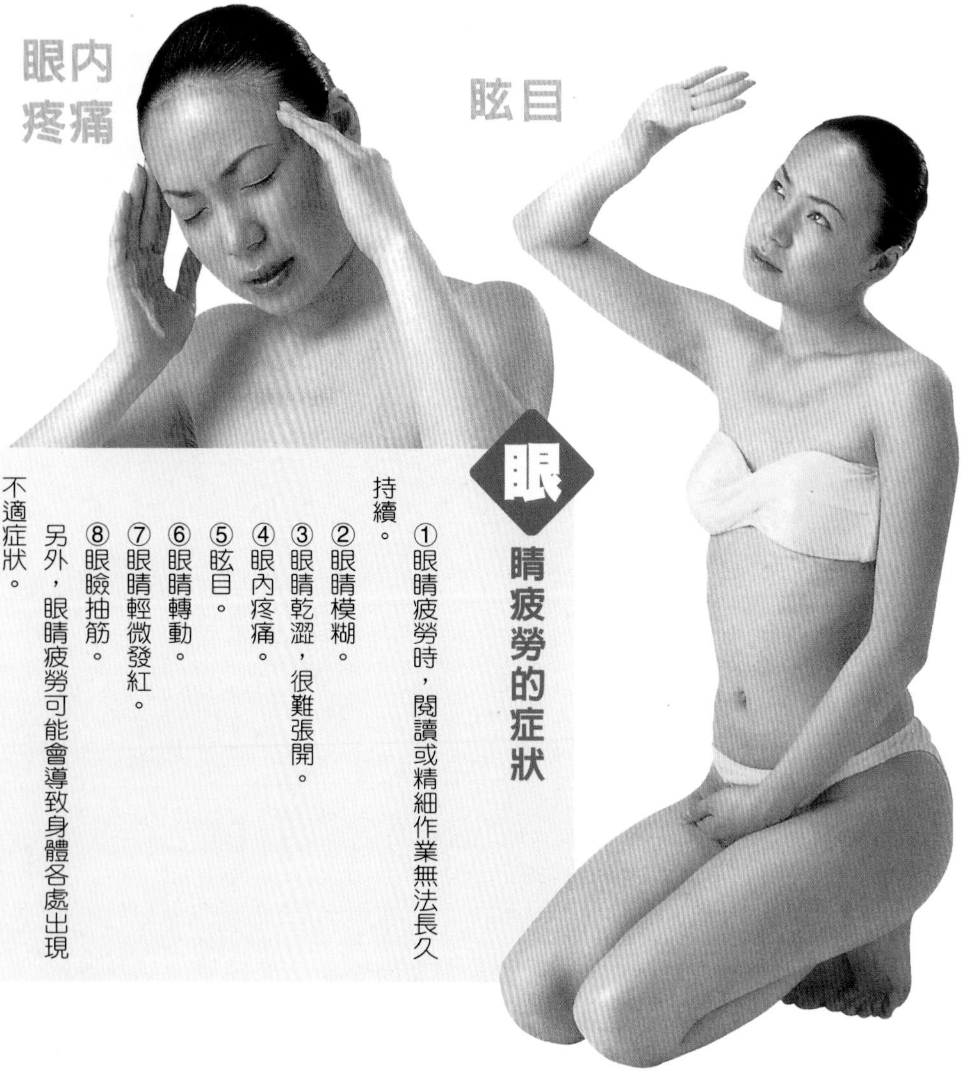

眼內疼痛

眩目

眼睛疲勞的症狀

①眼睛疲勞時，閱讀或精細作業無法長久持續。
②眼睛模糊。
③眼睛乾澀，很難張開。
④眼內疼痛。
⑤眩目。
⑥眼睛轉動。
⑦眼睛輕微發紅。
⑧眼瞼抽筋。

另外，眼睛疲勞可能會導致身體各處出現不適症狀。

沒有休息時間、VDT（Video Display Terminal 電腦終端機）作業、精細器具的檢查、去除不良品的工作或必須長時間閱讀細小文字的工作，均容易造成眼睛疲勞，而且不單是眼睛疲勞。也可能會產生以下各種症狀。

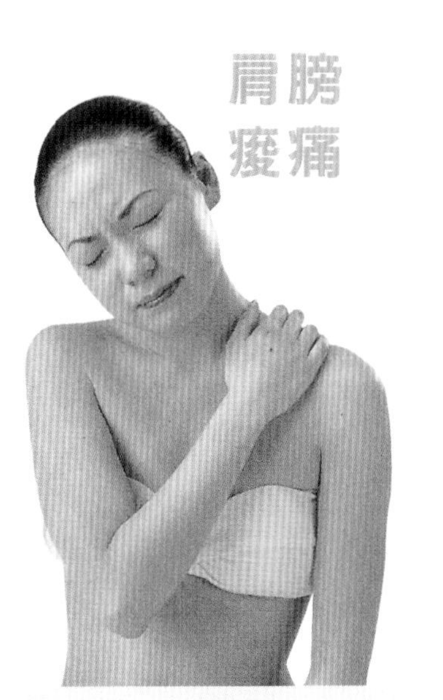

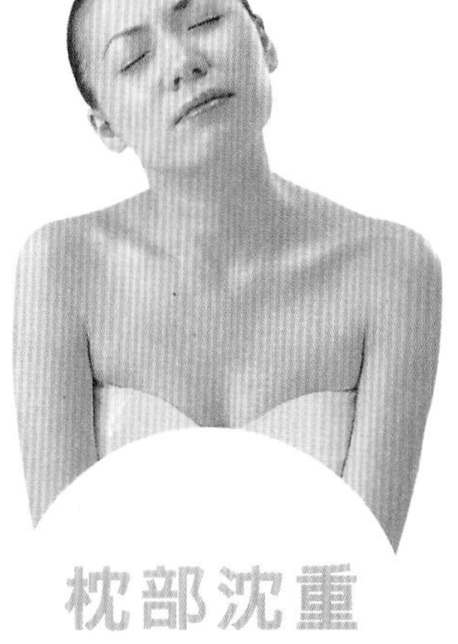

肩膀痠痛

枕部沈重、倦怠

鼻根疼痛

容易出現不適症狀處

①鼻根到眉毛周圍疼痛。

②額頭到太陽穴疼痛。

③枕部出現疼痛、沈重感。枕部到後脖頸疼痛。

④肩膀痠痛。

看東西時，不是漫然瞪著看，而是一邊看，一邊思考，且手要動，所以必須長時間使用眼睛、頭、頸部及肩膀等肌肉和神經，導致過度持續緊張，使這些部位也出現症狀。眼睛疲勞和身體異常，在午後至傍晚期間會增強。

一般而言，眼睛疲勞時，只要讓眼睛和身體充分休息即可獲得改善。如果休養仍無法好轉，則可能是眼睛疾病或內科疾病。（高山）

容易出現問題的枕部與肩膀的部位

③從枕部到後脖頸

④肩膀

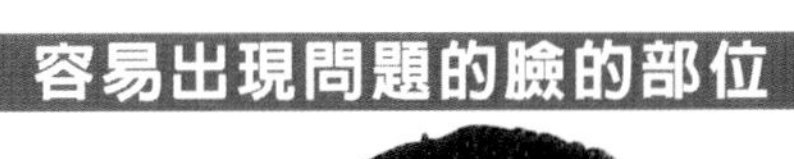

①鼻根及眉毛周圍。從額頭到太陽穴

②眼內

穴道刺激治療

1

為什麼穴道療法對眼睛疲勞有效呢

俗話說：「眼睛會說話。」看一個人的眼睛就可以了解他的性格和心情。

眼睛與所有的臟器和神經具有密切的關係。血氣上衝時，眼睛會充血；貧血或低血壓時，眼睛會失去血色，因此可以藉著眼睛判斷健康狀態。

除了視覺，眼睛尚具有許多作用。腦神經出現在表面的只有眼睛，所以眼睛的機能也可以視為是腦的機能。

為什麼穴道療法對於眼睛疲勞或改善症狀有效呢？

眼睛出現異常時，刺激身體的穴道，就能消除症狀。

穴道刺激去除身體異常的理由

東方醫學將生命的能量稱為「氣」。為了維持生命，出生後所獲得的營養和空氣，稱為「血」。氣血在全身均衡流通於經絡的狀態即健康。

經絡是氣血在體內流通的道路。多從眼睛周圍開始，結束於手指或腳趾，或者是從手指或腳趾開始，結束於眼睛周圍。

經絡通過處，有將氣血分布於身體之窗，稱為「穴道（經穴）」的功用。目前全身已發現六百多個以上的穴道。

體調不良時，氣血流通停滯，來自穴道的氣血出入也不佳。導致疼痛或僵硬。按壓穴道，出現疼痛或僵硬感，表示身體出現異常，而藉著按壓揉捏穴道，就能去除異常的狀態。

眼睛出現異常時，不光是眼睛周圍，連相關的經絡和穴道也要加以刺激，才能減輕症狀。東方醫學認為「天之病由地來去除」，即屬於天的眼睛出現症狀時，可以藉整個身體去除其症狀。

體內異常會藉著形成道路上的「僵硬」出現

全身與內臟有關的12條經絡中，以三焦經和膀胱經為例，敘述氣血流通及穴道異常時的症狀。

三焦經的穴道

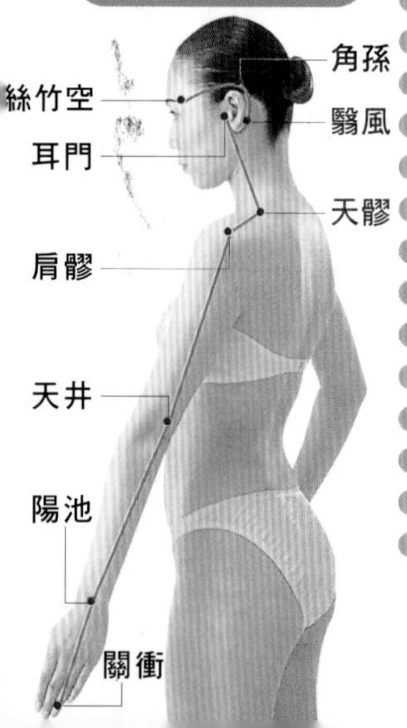

角孫
絲竹空
翳風
耳門
天髎
肩髎
天井
陽池
關衝

正確的穴道找尋法

穴道的位置因人而異，各有不同。

如右圖所示，用手按壓揉捏，感覺疼痛或具有束縛感的點，即穴道的位置。穴道以手觸摸到脈搏跳動處、關節部分、肌肉與肌肉之間或陷凹處較多見。

①觸診

用手指或手掌輕輕觸摸，找出痠痛和異常部位。

②揉捏

用拇指和食指揉捏，找出具有疼痛和抵抗感的部位。

③按壓（壓診）

拇指指腹用力按壓，找出在深部產生痠痛和疼痛感的部位。

（星）

穴道找尋法

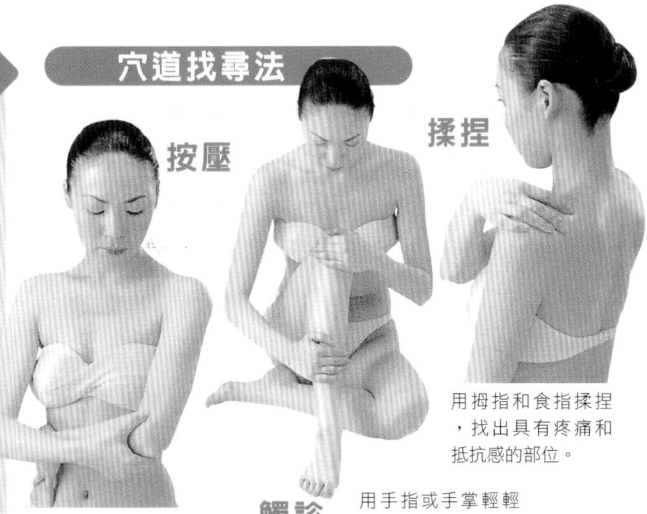

按壓

拇指指腹用力按壓，找出痠痛和疼痛的部位。

觸診

用手指或手掌輕輕觸摸，找出痠痛和異常的部位。

揉捏

用拇指和食指揉捏，找出具有疼痛和抵抗感的部位。

【三焦經】

手的無名指和小指側的指甲根部開始，從手臂外側到肩膀後方，通過頸部，從耳後到耳前，結束於眉毛外側。開始的穴道是關衝穴，終點則是絲竹空。

當經絡出現異常時，耳朵聽不清楚、眼尾疼痛、臉頰疼痛、喉嚨腫脹，且肩膀到上臂會出現痠痛的現象。

【膀胱經】

最長、最大的經絡，穴道數也最多，與所有臟器的功能都有關。從眼睛的睛明穴開始，通過頭上、背部、腰、臀部、大腿後側、小腿肚，結束於小指指甲外側。

當經絡出現異常時，從眼到枕部會產生疼痛、臉浮腫、鼻塞、流鼻血，且容易流淚，背部和腰的痠痛及抽筋等症狀都會出現。

膀胱經的穴道

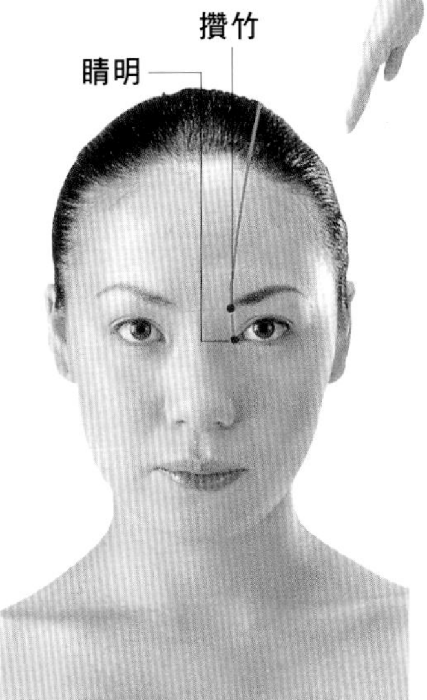

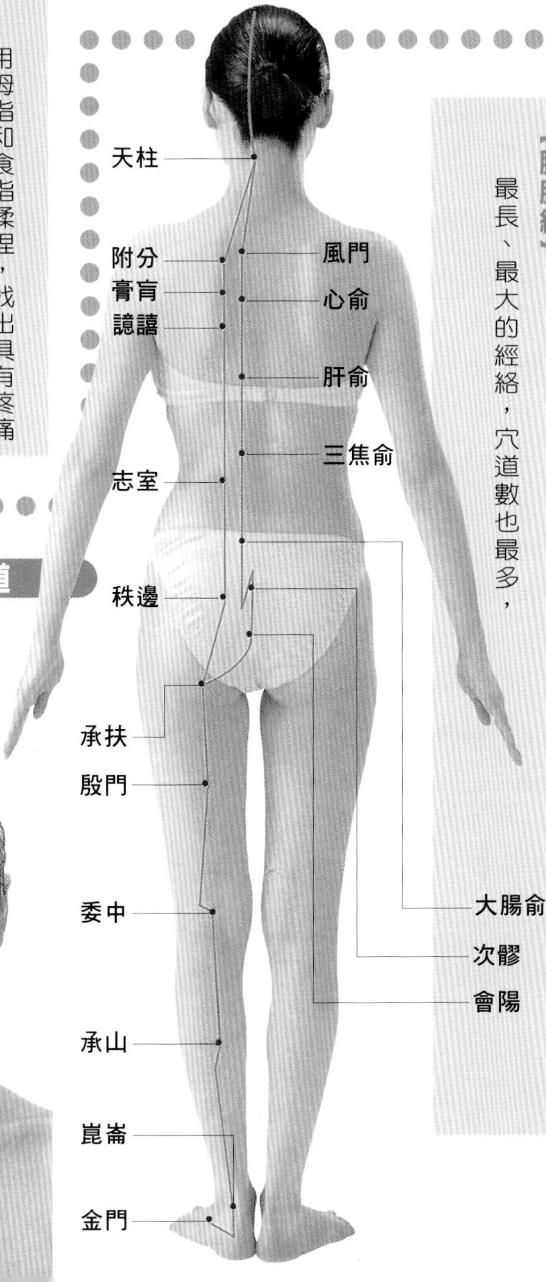

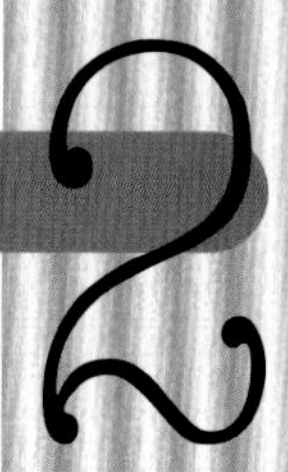

效果具有差異的穴道刺激法

穴道刺激治療

穴道是身體的診斷點，也是治療點。利用正確的刺激法提升效果吧！

穴道是身體異常、變調或轉為疼痛、僵硬時的診斷點。刺激該處，能夠透過經絡，改善異常或變調的治療點。學會以下的刺激法，更能使穴道療法發揮功效。

穴道按摩的方法

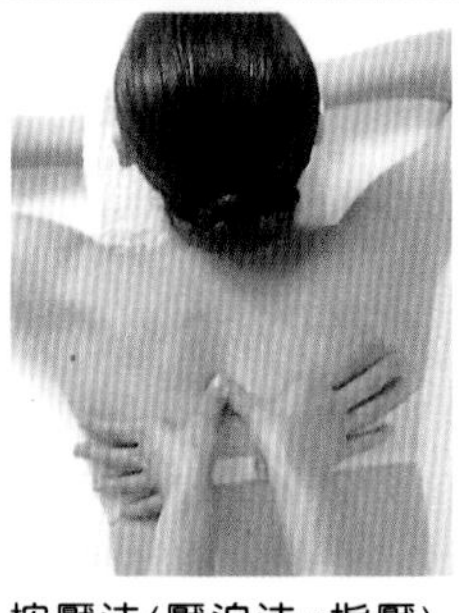

按壓法(壓迫法=指壓)

拇指和其他各指指腹與穴道呈直角，加諸一定的壓力。

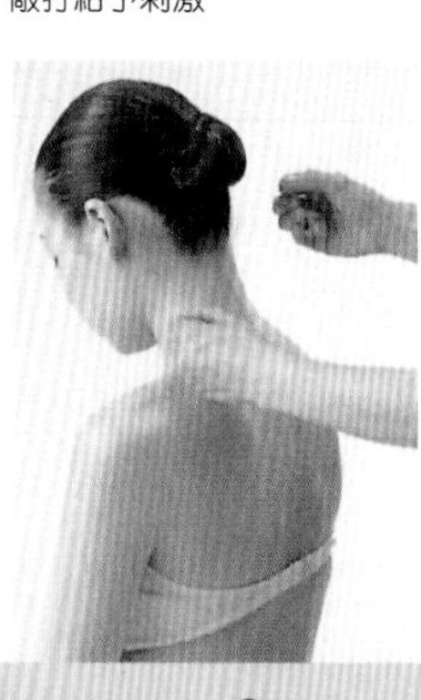

敲打法

敲打給予刺激

穴道按摩

按摩能促進血液循環，使新陳代謝旺盛，減輕症狀。

①撫摸（輕擦法）

用手指或手掌輕揉撫摸的方法，能夠促進血液循環，獲得鎮痛效果和爽快感。

②揉捏（揉捏法）

用手指揉捏肌肉等身體柔軟組織的方法，能夠促進肌肉的血液循環，使新陳代謝旺盛，消除疲勞。

③按壓（壓迫法＝指壓）

拇指與其他各指的指腹與穴道呈直角，給予一定的壓力，以產生某種程度的疼痛或感覺舒服程度的壓迫方法。以「1、2、3」的節奏，逐漸使勁；以「4、5、6」的節奏，放鬆力量，為按壓的祕訣。

④敲打（敲打法）

利用敲打給予舒適刺激的方法，捶肩膀也包括在內。

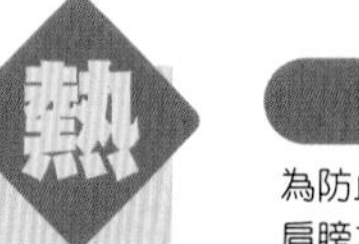

熱敷

為一種溫濕布療法，對於頸部和肩膀痠痛導致的眼睛疲勞有效。

在家中可以將蒟蒻或冰袋加熱代替熱敷墊，或利用市售專用的熱敷墊。用毛巾包住，防止燙傷。墊在頸部與肩膀之間的位置，能夠促進頸部和肩膀的血液循環，因此，在穴道療法之前進行更有效。

熱敷墊熱敷

為防止燙傷，必須用毛巾包住，墊在頸部與肩膀之間。

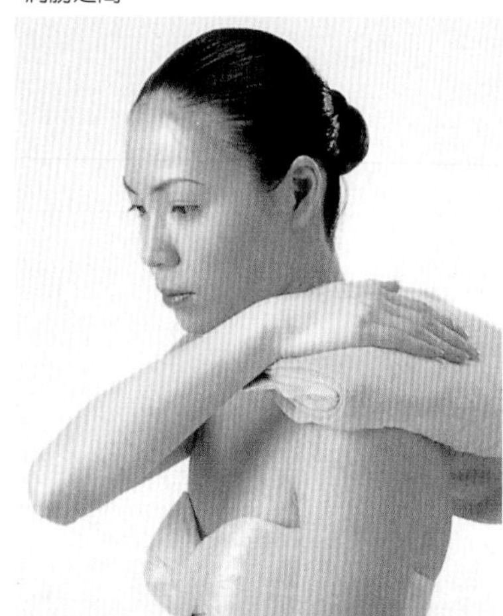

用冷濕布冷敷

直接冷敷額頭與眼睛間的部位。

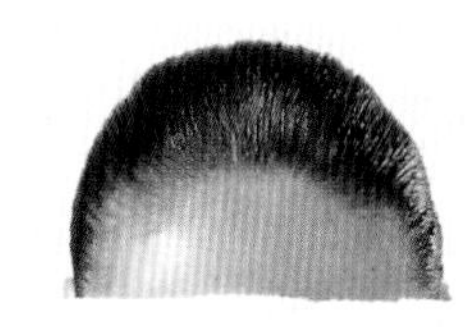

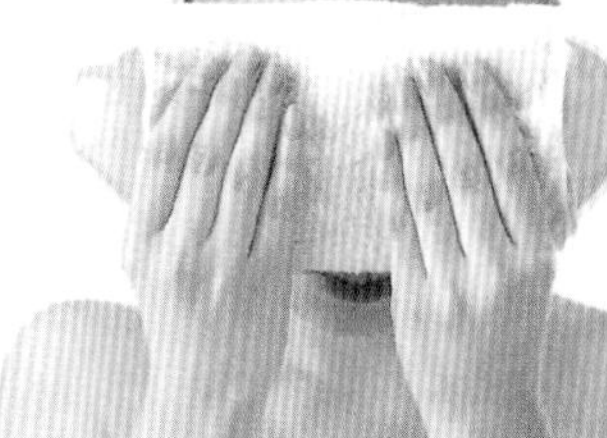

冷濕布

用毛巾包住冰袋或冰，直接冷敷額頭與眼睛間的部分。若血氣上衝，眼睛充血，可以採用此種方法。在刺激穴道前，花5~10分鐘冷敷。

這是將冰塊裝入塑膠袋中，冰袋抵住穴道，輕輕按壓的方法。感覺太冰就移開，再繼續冷敷，反覆進行。

穴道體操

穴道指壓、伸展體操及放鬆等簡單體操必須一併進行。此方法能夠獲得穴道刺激與體操的雙重效果。

冷敷穴道點

冰塊角抵住穴道，輕輕按摩。

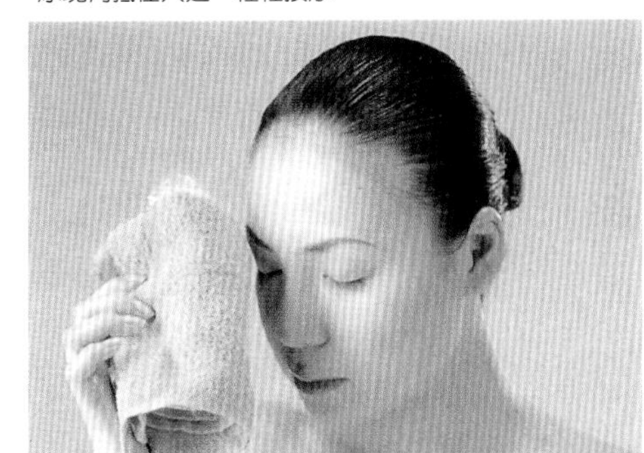

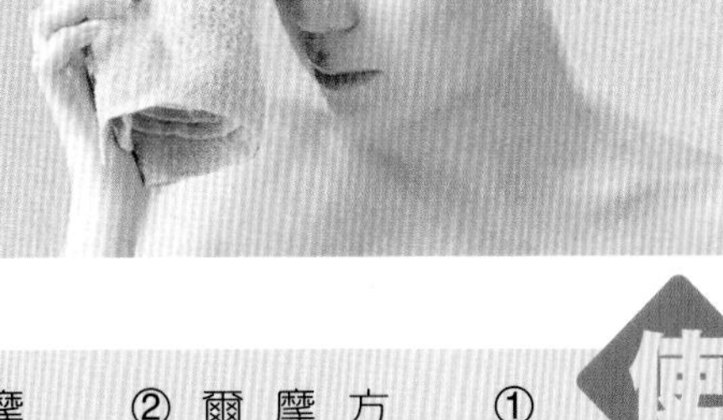

溫灸

溫灸即艾蒿棒點火，抵住穴道的棒灸，以及味噌或切成薄圓片的大蒜，貼在皮膚上，再鋪上小紅豆般大的艾蒿點火的無痕灸（間接灸），或者是將艾蒿堆成金字塔形，置於穴道上，用香點火的知熱灸等。

最近更有市售的簡單方便的簡易針灸，不過任何一種，一處都要反覆進行3~7次，對於慢性的眼睛疲勞或伴隨四肢冰冷症的人非常有效。

使用身邊的小道具

①球按摩

用手掌壓迫硬式網球，使其滾動，以刺激穴道的方法。尤其是肩、手掌、膝到小腿肚．腳底等自行按摩，十分方便。欲尋求更強烈刺激的人，可以使用高爾夫球。

②刷子按摩

馬毛製的浴刷最適合。沿著經絡，小幅度撫摸按摩，輕輕給予刺激。

③健康木槌

敲打、按壓穴道，或揉捏穴道。

④踏青竹

踩在切成半圓椎體的青竹上，1分鐘踩70次。配合呼吸，以腳底心為主，給予刺激。

（星）

使用簡易針灸

感覺太燙就移開，一處要反覆進行3~7次。

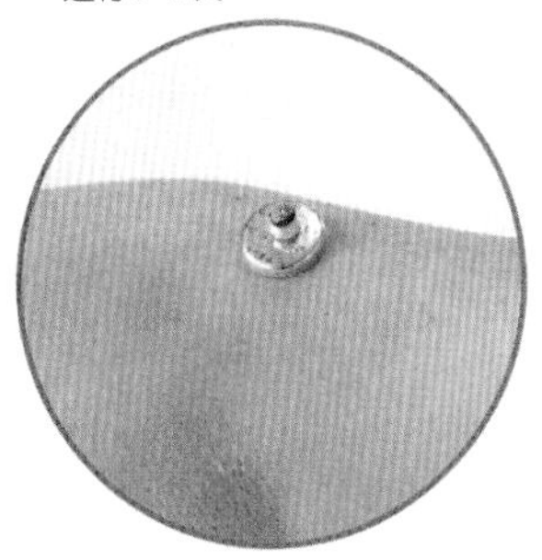

使用身邊的小道具

球按摩

使用網球或高爾夫球，拿在手掌上滾動，以刺激穴道。

眼內感覺疼痛時

促進頸部血液循環，去除腳的疲勞，就能減輕眼睛疼痛。

眼內疼痛多見於血氣容易上衝、血壓高或臉易潮紅的人身上，可視為慢性的眼睛疲勞。

眼內到枕部出現鈍痛或頭產生沈重感，高血壓的影響很大，尤其是高齡者，平時就必須好好控制血壓，並注意規律的生活。

促進頸部血液循環的穴道體操或刺激腳部穴道，去除腳的疲勞，更能改善症狀。

雙手拇指壓住上明穴，吐氣時前傾。

上明穴前傾

臉的穴道

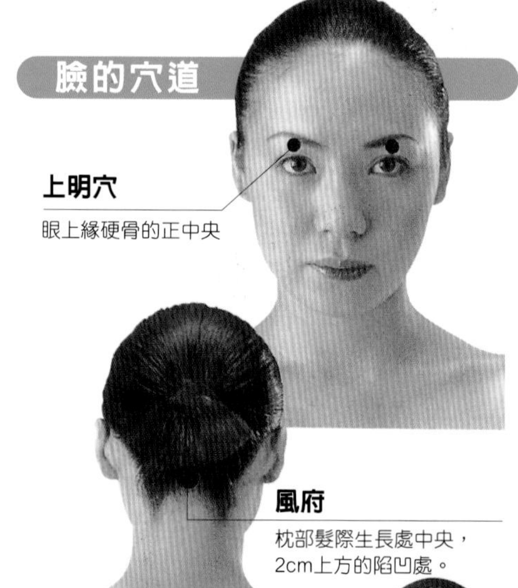

上明穴
眼上緣硬骨的正中央

風府
枕部髮際生長處中央，2cm上方的陷凹處。

頸部的穴道

按壓臉部穴道時的姿勢

正坐或坐在椅子上。

穴道體操……上明穴前傾，風府後仰

使用的穴道是上明穴及風府兩處。

①上明穴位於眼的上緣，硬骨正中央的穴道。按壓時，眼肉會產生疼痛感。

風府，則是位於枕部髮際生長處正中央，往上2cm陷凹處的穴道（稱為後脖頸窩）。

②正坐或坐在椅子上。

揉 捏小腿肚

揉捏腳後側小腿肚正中央的穴道承山，給予刺激。

①以承山為中心，小腿肚上下5cm，用單手或雙手拇指充分揉捏。

②「1、2、3、4」當成1次，承山中心2次，上2次、下2次，充分揉捏。雙腳都要揉捏。

小腿肚的穴道與按壓法

承山
腳後側小腿肚的正中央。

以承山為中心，用拇指揉捏小腿肚上下5cm的部分。承山中心2次，上2次、下2次，仔細揉捏。

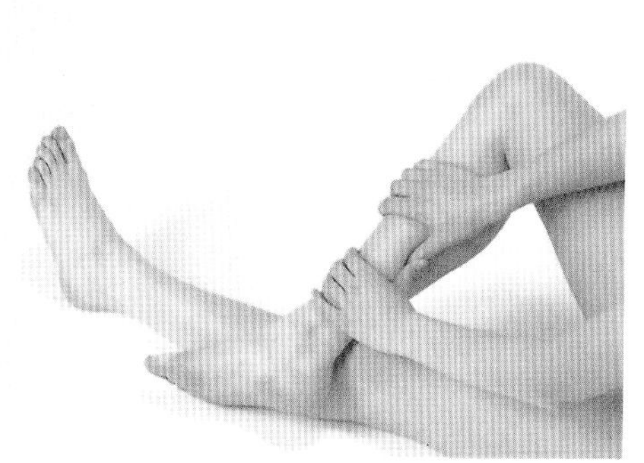

穴道體操法

2 風府後仰

雙手中指重疊，按壓風府，吸氣時往後仰。

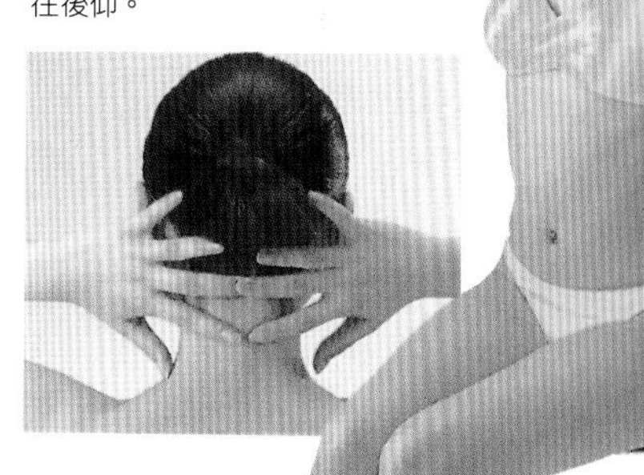

③用雙手拇指按壓上明穴的穴道，數「1、2、3、4」時吐氣，同時前傾。

④雙手中指重疊，按壓風府，數「5、6、7、8」時吸氣，同時後仰。

反覆進行數次。

刺激穴道，加上體操的效果，對於頸部肌肉能夠發揮作用，促進血液循環。配合呼吸，進行頸部前屈、後屈的動作。

用 食指指壓腳的小趾

也要給予腳小趾外側根部的穴道束骨刺激。

①關節陷凹處的束骨，用食指朝指尖壓揉5～10次。

②雙腳可以一併進行或一次只指壓單腳，總之，左右腳都要進行指壓。

藉著腳的刺激，能夠使得距離較遠的眼睛症狀獲得改善。看似十分不可思議，其實眼睛和腳是藉著膀胱經的經絡相連，因此，眼睛疲勞會出現在腳。腳感覺輕鬆時，眼睛也會感覺舒適。

（星）

腳的穴道與按壓法

束骨
腳的小指外側根部。

食指朝向指尖，壓揉束骨5~10次。

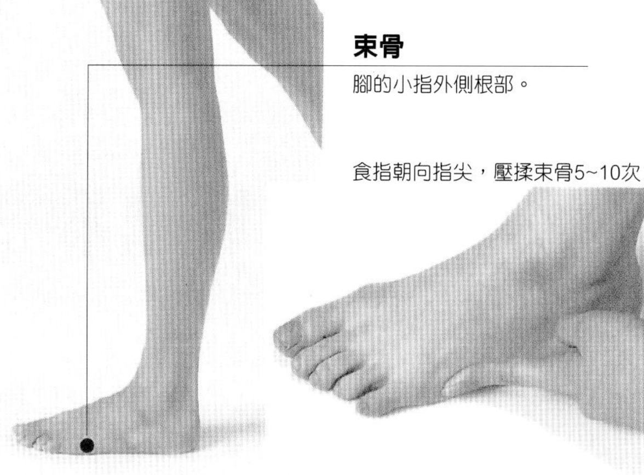

2 伴隨頭痛的眼睛疲勞

頭痛是身體的警告信號。產生劇痛時，要立刻到醫院去。

頭痛包括伴隨噁心、嚴重的眼睛疲勞、疼痛或脈搏紊亂等醫學上必須注意的頭痛及身體不適的頭痛。前者腦內可能出現異常，一定要到醫院接受診查。

身體不適造成的頭痛，原因可能是失眠或疲勞、女性的生理期及更年期障礙所導致的偏頭痛等。

整個頭會產生劇痛或部分出現跳痛感，任何一種都是因為自律神經失調而造成的。

用食指揉捏額頭髮際生長角

額頭髮際生長角有頭維穴。咀嚼食物時，手指能夠觸摸到該處肌肉的活動。

①雙手食指和中指抵住左右的頭維，充分揉捏。

②揉捏4~5次，休息一會兒，反覆4~5次。

對於伴隨偏頭痛的症狀特別有效。

頭的穴道與按壓法

頭維

額頭髮際生長角處，在咀嚼食物時，手指可以觸摸到肌肉的活動。

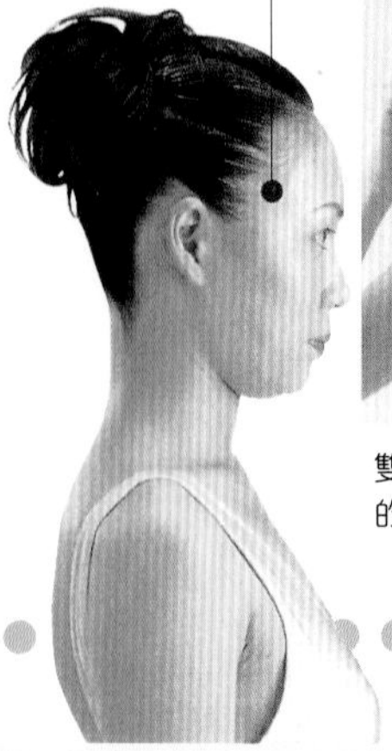

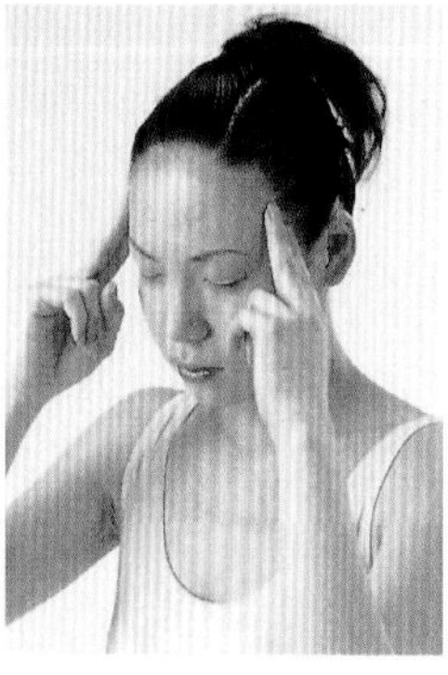

雙手食指與中指抵住左右側的頭維，充分揉捏。

指壓整個頭部

①用5根手指指腹，以感覺舒服的程度，指壓整個頭。

②依症狀不同而有不同，大約進行1分鐘。

按壓頭部時，如果感覺

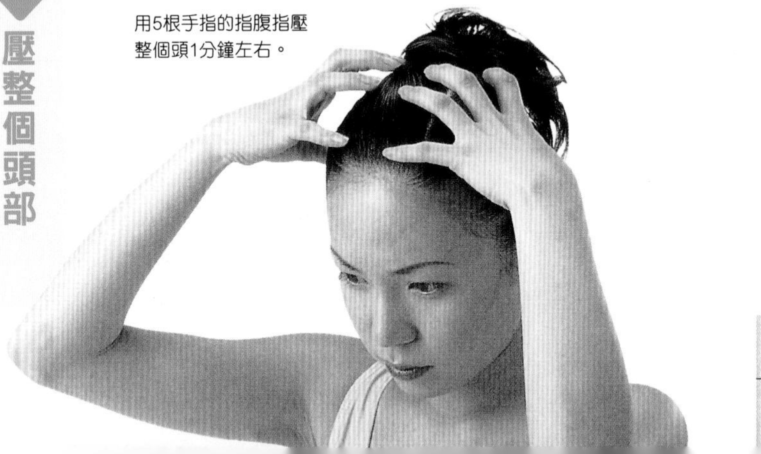

頭的指壓

用5根手指的指腹指壓整個頭1分鐘左右。

穴道體操……天柱穴對左右屈頸有效

使用的是天柱穴。

①天柱位於後頸部陷凹處左右2~3cm，是支撐頭部的穴道、支撐腦的支柱，因此，一旦腦和眼睛疲勞時，該處就會形成硬塊。

②坐下，雙手在頸部後方交疊，拇指各自抵住天柱。

③吐氣時頸部往右彎曲，並數「1、2、3、4」，此時左手拇指指壓左側的天柱。

④吸氣後還原，吐氣時頸部往左彎曲，並數「5、6、7、8」，此時右手拇指指壓右側的天柱。

反覆4~5次。

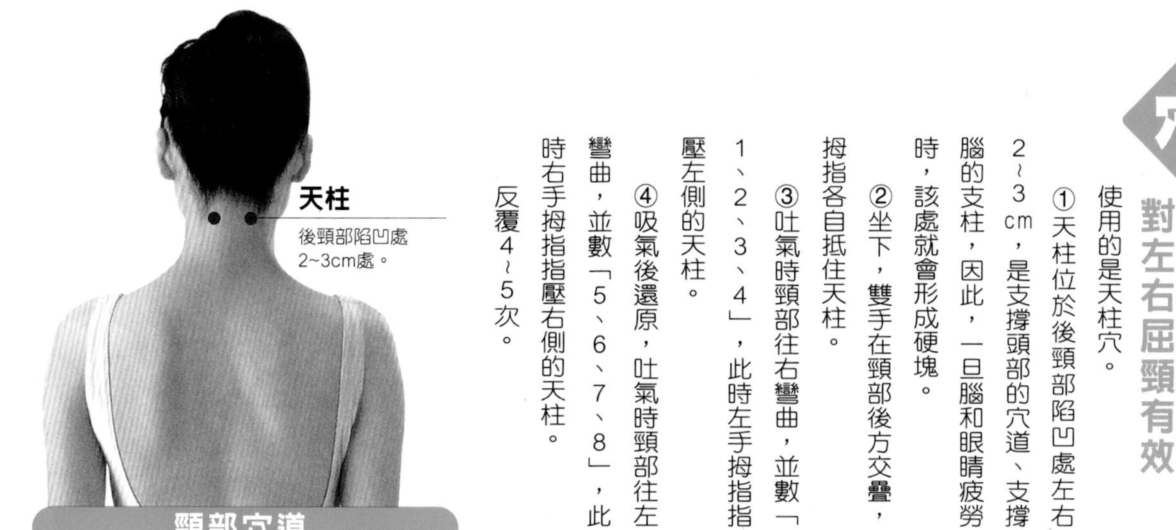

頸部穴道

穴道體操法

天柱穴對左右屈頸有效

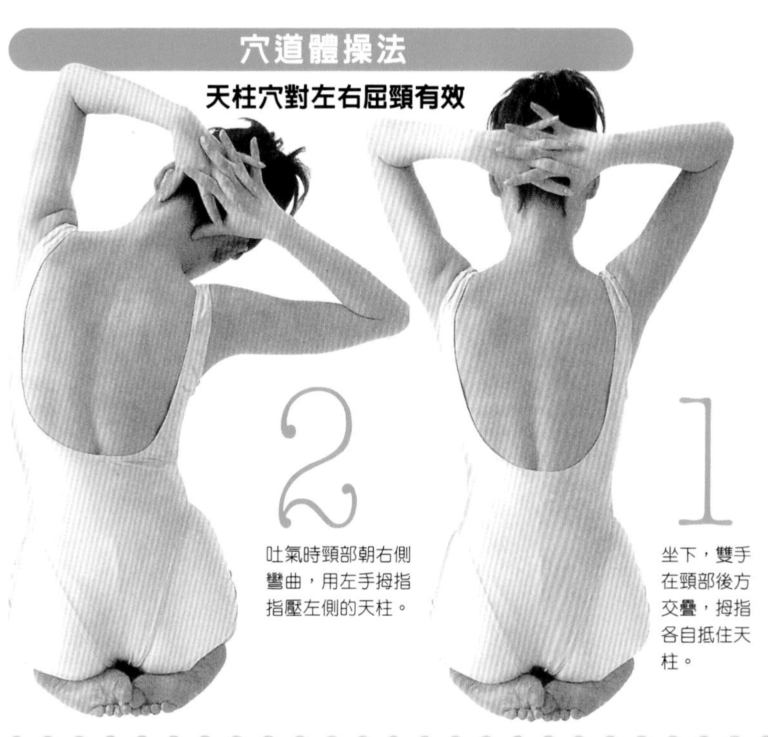

1 坐下，雙手在頸部後方交疊，拇指各自抵住天柱。

2 吐氣時頸部朝右側彎曲，用左手拇指指壓左側的天柱。

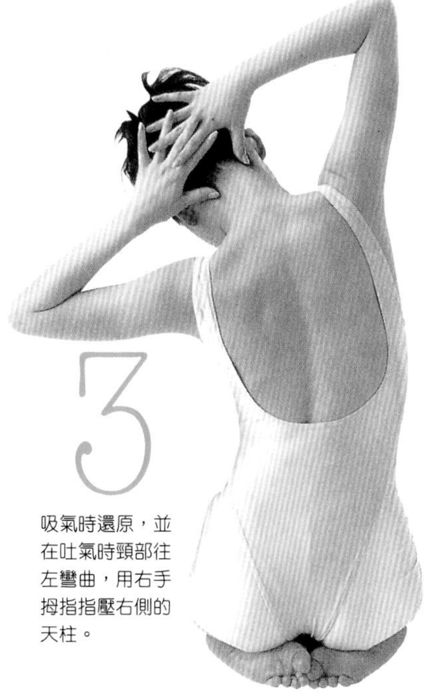

3 吸氣時還原，並在吐氣時頸部往左彎曲，用右手拇指指壓右側的天柱。

軟軟的，表示頭部有瘀血，腦的血液循環不良，引起浮腫的證明。有偏頭痛的人，經常會出現這種現象，可以將其視為一種指標。

手指的穴道與揉捏法

關衝

手無名指指甲根部靠近小指側處。

從關衝到手指的根部，用拇指和食指夾住揉捏。

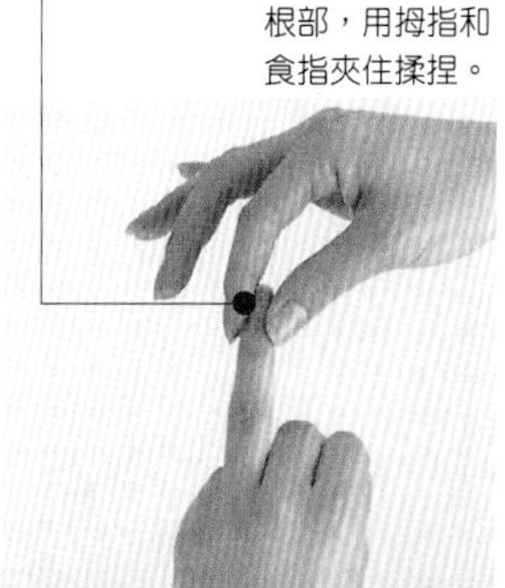

揉捏無名指、小指側的線

手無名指指甲根部靠近小指側有關衝穴。關衝是三焦經經絡的起點。

①從關衝到手指根部，用拇指和食指夾住揉捏。

左右兩側都要揉捏。

（星）

伴隨肩膀痠痛的眼睛疲勞

肩膀痠痛是健康的指標。當身體疲勞時，肩膀就會痠痛。眼睛疲勞也可能引起肩膀痠痛。

放任肩膀痠痛不理，症狀會持續惡化。疲勞發生在肩膀中央的穴道，並從肩井蔓延到背部的膏肓穴。

所謂「病入膏肓」，意指當肩膀痠痛進入膏肓，疲勞大量蓄積，肩膀痠痛會轉為慢性化，此時首先要去除肩膀痠痛，進行穴道刺激。

刺激頸部、肩膀及背部的穴道，是治療肩膀痠痛的先決條件。

用 中指揉捏眼尾外側

眼尾外側的穴道稱為瞳子髎。

①左右瞳子髎各自用中指抵住，數「1、2、3、4」時揉捏，休息一會兒，反覆進行5～6次。若是仍感覺不舒服，再做2～3次。

以感覺舒服疼痛的程度揉捏，重點在於舒服，能夠快樂進行。

臉部的穴道與按壓方式

瞳子髎
眼尾外側的陷凹處。

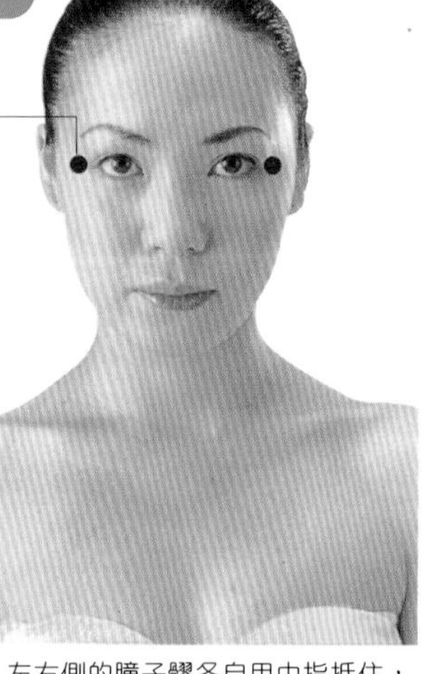

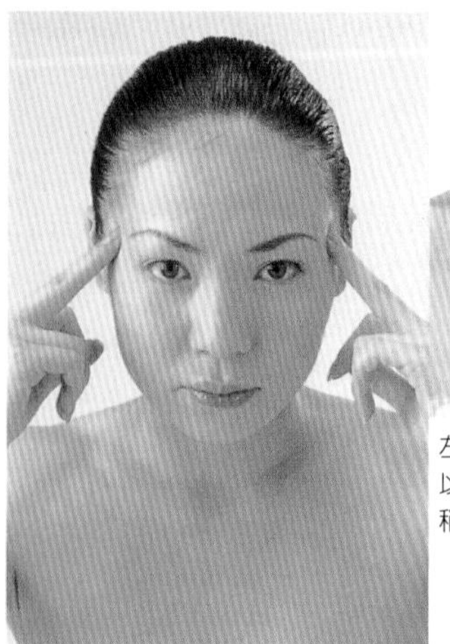

左右側的瞳子髎各自用中指抵住，以「1、2、3、4」的節奏揉捏後，稍作休息。

穴道體操……壓肩井

使用的是頸部根部與肩膀前端正中央的穴道肩井。

①用拇指抵住左肩的肩井，左手手掌抵住右手肘。

②頸部朝相反側彎曲，按壓肩井時吐氣，還原時吸氣。左右交互進行4～5次。

穴道體操……按摩膏肓

從背部肩胛骨內側，第四胸椎與第五胸椎之間的穴道—膏肓開始按摩。

①用右手拇指以外的4根手指抵住左側的膏肓，左手手掌按住右手肘。

②數「1、2、3、4」時吐氣，並充分揉捏膏肓穴的周邊。左右交互反覆進行4～5次。

用相反側的手按住手肘，將其稍微往上抬。當肩胛骨張開時，更能充分觸摸到僵硬處。

背部的穴道

膏肓

背部肩胛骨內側，第四胸椎與第五胸椎之間。

穴道體操法

按摩膏肓

1 用右手拇指以外的4根手指抵住左側的膏肓。左手手掌按住右手肘。

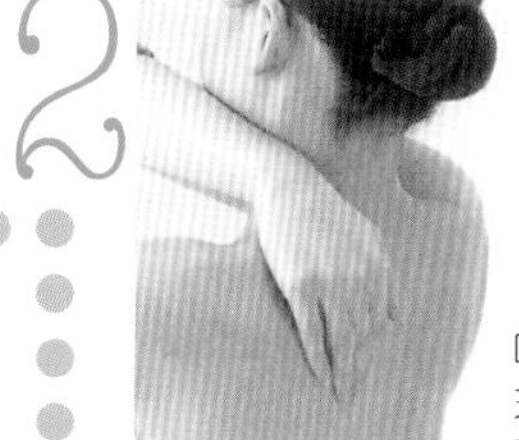

2 吐氣時，充分揉捏膏肓周邊的穴道。

3 用相反側的手按住手肘，稍微往上抬，更能提升按摩效果。

溫暖頸部與肩膀間的部位

①採取坐姿或俯臥。

②將加熱過的冰袋或蒟蒻，用毛巾或塑膠布包住，抵住頸部與肩膀間的部位10分鐘。

熱敷後，進行穴道體操或按摩，更能提高效果。

最重要是，不要讓肩膀痠痛慢性化。為了防止肩井痠痛慢性化，必須養成在日常生活中去除肩膀痠痛的習慣。

熱敷頸部與肩膀間的部位

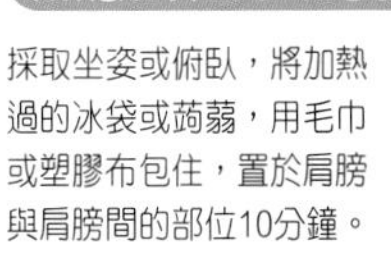

採取坐姿或俯臥，將加熱過的冰袋或蒟蒻，用毛巾或塑膠布包住，置於肩膀與肩膀間的部位10分鐘。

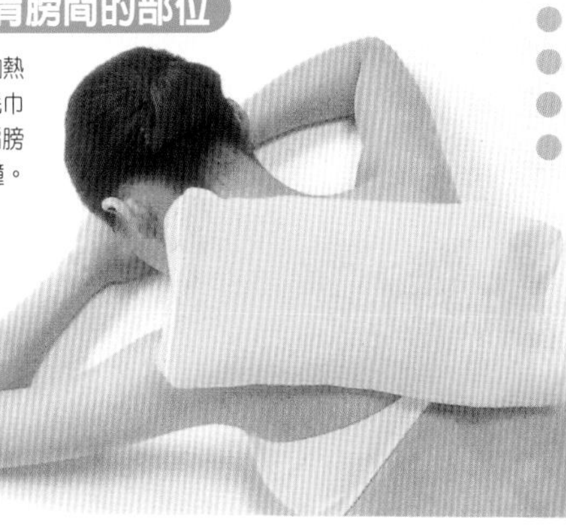

穴道體操法

壓肩井

1 右手拇指抵住左肩的肩井，左手手掌支撐右手肘。

2 頸部朝相反側彎曲時，按壓肩井，並吐氣，還原時吸氣。左右交互反覆進行4~5次。用手掌支撐上抬手肘，效果更佳。

肩膀的穴道

肩井

頸部根部與肩膀前端的正中央

手掌支撐手肘，稍微上抬，更能提高指壓效果。

使用現代辦公設備造成眼睛疲勞時

工作1小時就要休息一次。指壓按摩可以放鬆手指。

現代生活不可或缺的OA（Office automation辦公設備自動化）機器，對眼睛造成極大的負擔，這是眾所周知的。

鍵盤的操作酷使手指，腦的刺激較大，也會引發疲勞，使腦處於疲勞的狀態。一旦腦開始疲勞，就會導致自律神經失調症，產生乳酸疲勞物質。疲勞物質會使神經焦躁，手發麻，即所謂的VDT症候群。

過度使用OA機器，感覺眼睛疲勞時，不只是眼睛，手指也要休息。

臉的穴道與按壓法

睛明
眼頭與鼻根的中間

雙手食指各自抵住左右的睛明。
閉上眼睛，食指按壓睛明數秒。
吐氣，移開手指，吸氣。

用食指指壓眼頭穴道

眼頭與鼻根中間，有睛明穴。

①雙手食指抵住左右的睛明。

②閉上眼睛，用食指按壓睛明數秒鐘。吐氣，鬆開手指，吸氣。

反覆進行4～5次。

按摩眼睛周圍

①仰躺，用清潔的紗布或手帕蓋住眼睛。

②眼睛上方，眉的內側，從眼頭朝眼尾，沿著眉毛，用食指和中指進行按摩。

③眼睛的下方，從眼頭通過眼下，朝眼尾方向，以相同的方法進行按摩。

反覆進行4～5次。

按摩法

眼睛上方，眉的內側，從眼頭朝眼尾，用食指與中指按摩。以相同的方法，在眼睛下方，從眼頭朝眼尾，進行按摩。

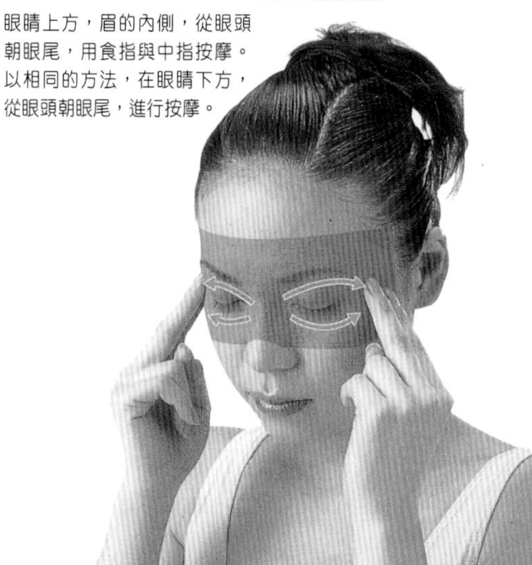

穴道體操……合谷抬臂

使用的穴道是合谷。

①合谷是手背側的拇指和食指根部的谷間，食指側的穴道。

②左手拇指抵住右手的合谷。

③指壓合谷，雙臂高呼萬歲似的伸直。

左右交互反覆進行4~5次。

穴道體操法

合谷抬臂

左手拇指抵住右手的合谷。

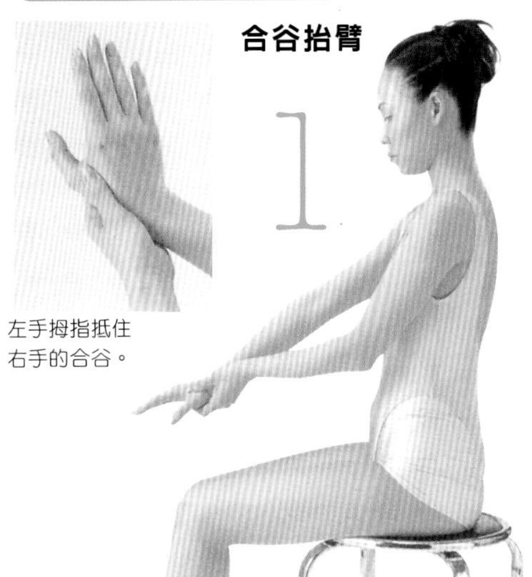

1 拇指抵住合谷，伸直手臂。

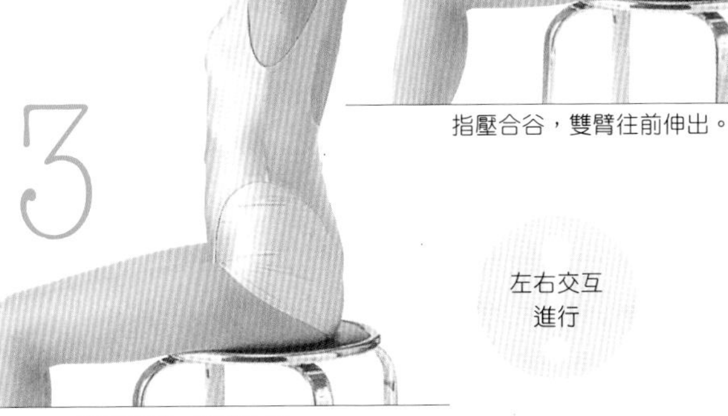

2 指壓合谷，雙臂往前伸出。

3 指壓合谷，雙臂上抬。

左右交互進行

手的穴道

商陽
手的食指指甲，近拇指側角。

合谷
手背側的拇指與食指根部的谷間，近食指側。

手指的指壓

商陽穴，位於食指指甲的拇指側角。

用牙籤、原子筆蓋前端或相反側的手的指甲等，以稍微感覺疼痛的程度，按壓商陽穴4~5秒後放開，反覆進行4~5次，左右側的商陽穴都要進行。

過度使用眼睛和手指，腦會缺氧，使疲勞蓄積。每工作1小時，就要休息一下，進行穴道刺激或體操。

另外，冷氣會使四肢冰冷症的症狀惡化，因此，必須格外謹慎。（星）

刺激的方法

用牙籤、原子筆蓋前端或相反側手的指甲等，以稍微感覺疼痛的程度，按壓商陽穴4~5秒後放開。

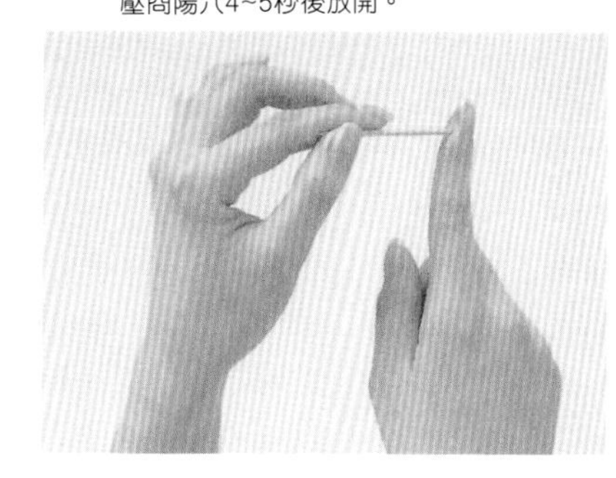

眼睛睜不開時

利用指壓，刺激身體，以喚醒沈睡的神經。

眼睛睜不開通常是因宿醉、熬夜、通宵工作、生活不規律或睡眠不足所致。突然做些平時不做的事時，會產生疲勞的症狀。這並不是慢性的，而是暫時性的。

神經正處於沈睡的狀態，此時最重要的是要刺激穴道，喚醒神經。

臉與頸部的穴道

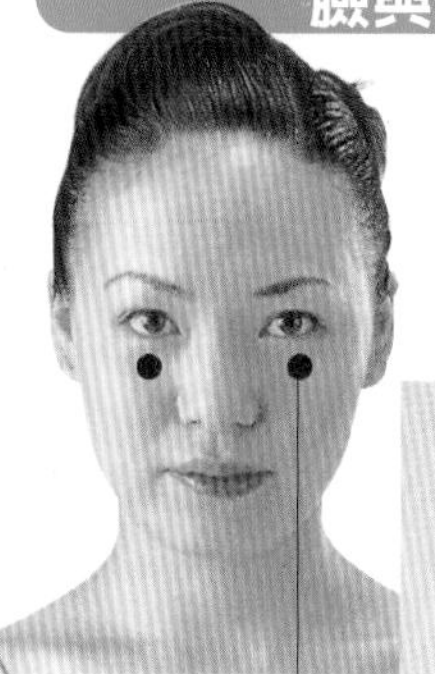

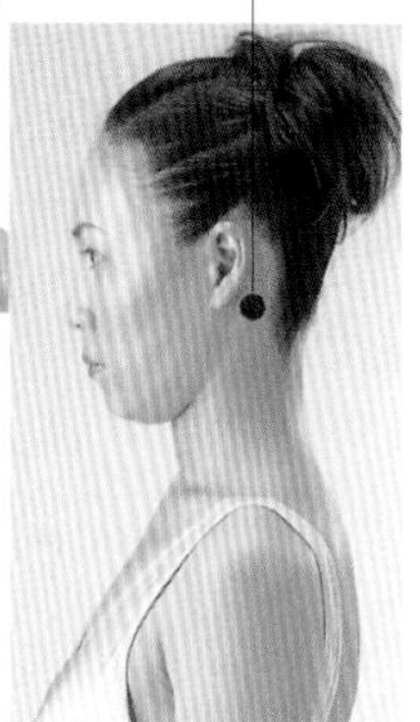

完骨
耳後如月牙形骨緣處。

四白
眼下緣的硬骨中央1cm下方處。

穴道體操法

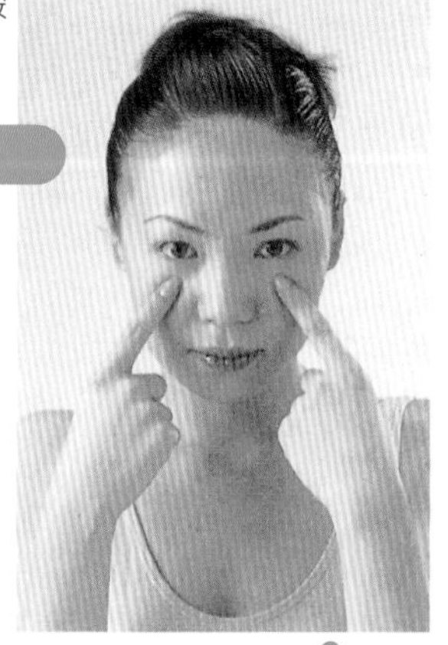

用左右食指按壓四白穴。

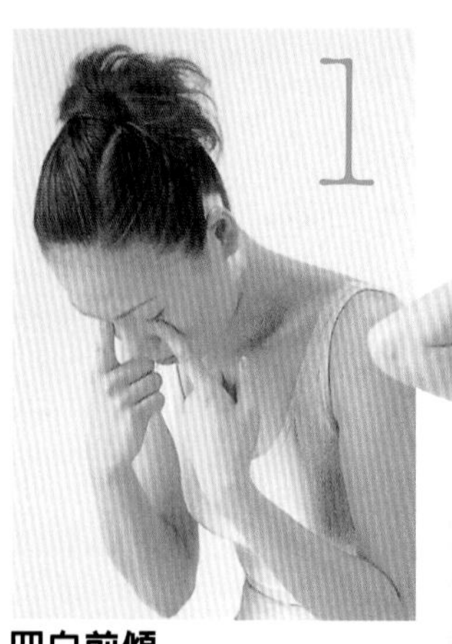

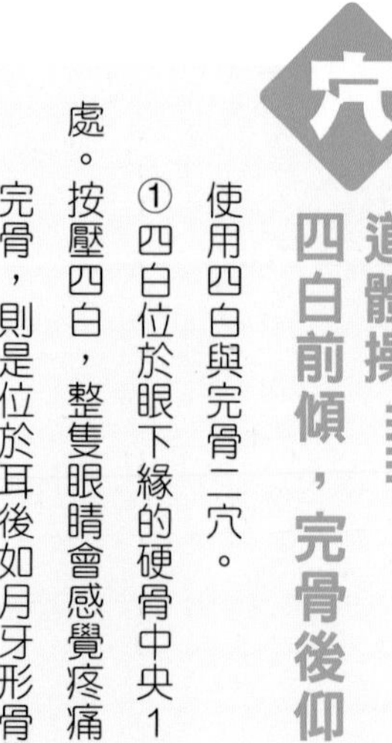

用左右拇指按壓完骨穴。

四白前傾
用食指按壓左右的四白，吐氣時前傾。

完骨後仰
用拇指指壓左右完骨，吸氣時頸部後仰。

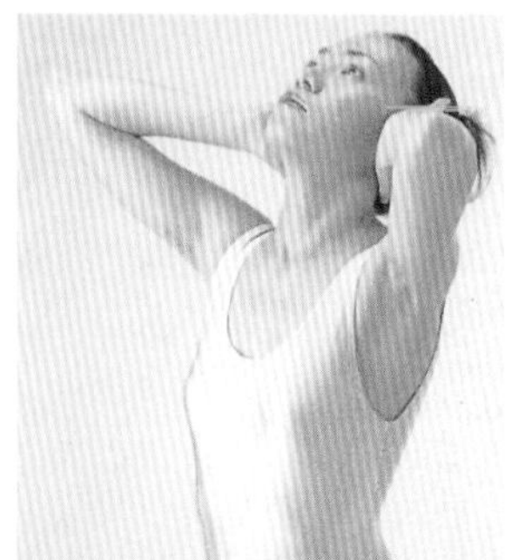

穴道體操……四白前傾，完骨後仰

使用四白與完骨二穴。

①四白位於眼下緣的硬骨中央1cm下方處。按壓四白，整隻眼睛會感覺疼痛。完骨，則是位於耳後如月牙形骨緣的穴道。

②食指按壓左右的四白，吐氣時數「1、2、3、4」，並前傾。

③拇指指壓左右的完骨，吸氣時數「5、6、7、8」，頸部後仰。

反覆進行4～5次。

頭的穴道與按壓法

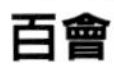

百會

左右耳上端連結線與從鼻子到眉間連線的交叉點。

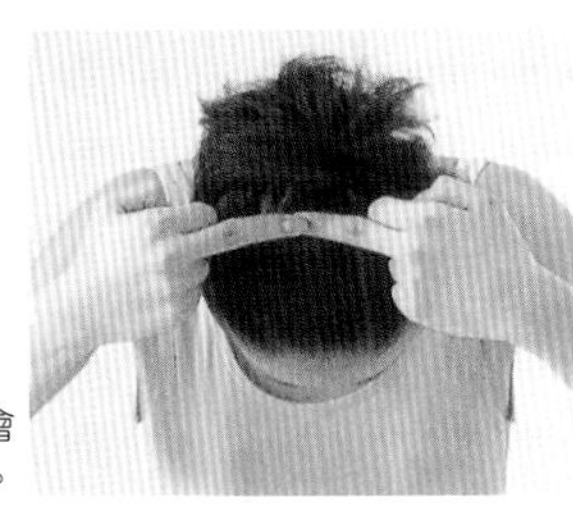

雙手中指抵住百會，稍微用力揉捏。

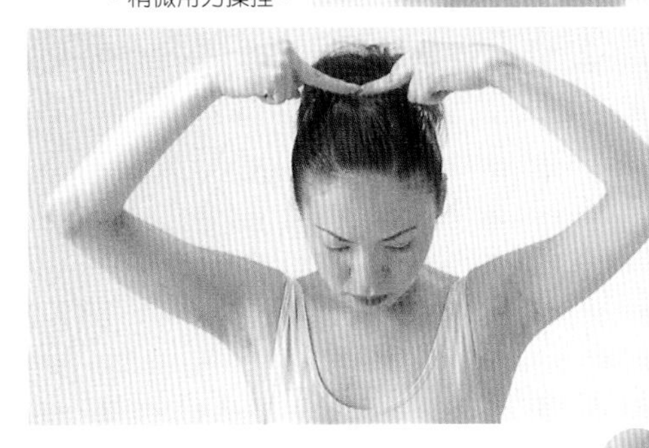

用 中指揉捏頭頂

百會穴位於頭頂。

①百會位於左右耳上端連結線與從鼻子到眉間連線的交叉處，按壓百會，會產生壓痛感。

②雙手中指抵住百會揉捏，腦門產生發麻感時，可以稍微用力按壓。數「1、2、3、4」按壓，休息一會兒。反覆進行4~5次。

腳穴道與刺激法

湧泉

位於腳底彎曲腳趾時形成的陷凹處。

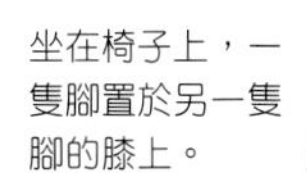

坐在椅子上，一隻腳置於另一隻腳的膝上。

使用木槌等敲打湧泉穴效果亦佳。

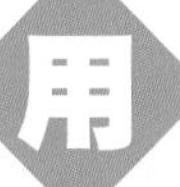

用 拳頭敲打腳底

腳底彎曲腳趾時，形成的穴道稱為湧泉穴。

①坐在地上或椅子上，一隻腳置於另一隻腳的膝上。

②拳頭抵住湧泉穴敲打，也可以使用木槌等敲打，左右都要進行。

藉著多次敲打，喚醒神經，產生元氣。

規律正常的生活及充足的睡眠能夠防止眼睛睜不開。症狀出現時，最重要的是要休養。一日工作無法休息時，可以喝熱茶、熱咖啡或敲打穴道，以喚醒鬆懈的神經。

（星）

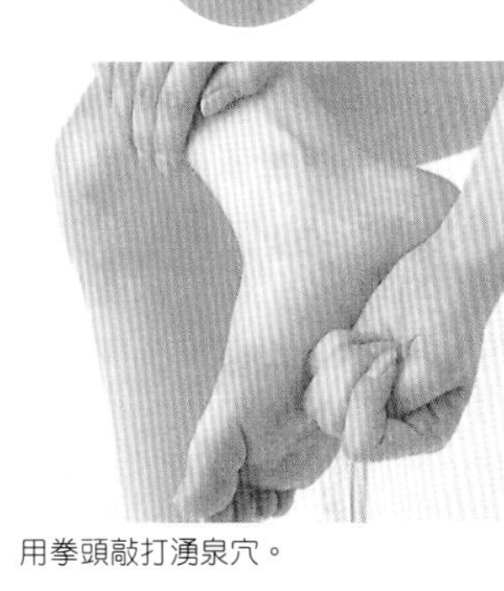

用拳頭敲打湧泉穴。

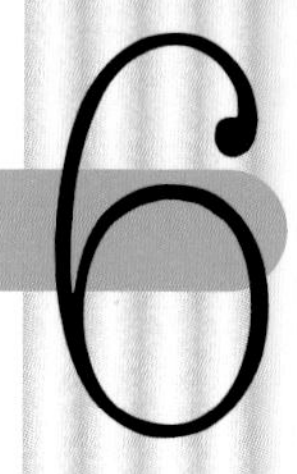

眼睛痙攣時

眼睛與眼睛周圍不要受涼，刺激耳後和手掌。

眼睛痙攣的原因大致可分為兩種，一種是三叉神經的神經痛，更年期者較多見。三叉神經包括眼神經、上顎神經、下顎神經三條。眼上方的眼神經與下方的上顎神經疼痛發作時，眼睛就會痙攣，原因可能是因為吹風或曝露在寒冷的空氣中。

另一種是因為精神緊張或興奮而拚命眨眼，導致眼睛痙攣。其原因屬於精神性的，尤其肝臟不佳者，具有容易生氣、容易出現症狀的傾向。

穴道體操法

1 上明穴閉眼前傾

各自用拇指抵住左右上明穴，閉上眼睛，指壓時慢慢前傾。

2 四白開眼後仰

各自用食指抵住左右四白，眼睜用力睜開，指壓時頸部慢慢後仰。

臉的穴道

上明穴

眼上緣硬骨的正中央。

四白

眼下緣硬骨下方1cm處。

穴道體操……上明穴閉眼前傾、四白開眼後仰

使用上明穴與四白二穴。

①上明穴位於眼上緣的硬骨正中央，按壓時疼痛會傳到眼內的穴道。

四白位於眼下緣的硬骨中央下方1cm處，按壓該穴，疼痛會傳到眼內的穴道。

②各自用拇指指壓左右的上明穴，默數「1、2、3、4」，吐氣並慢慢往前傾，閉上眼睛。

③各自用食指按壓左右的四白，默數「5、6、7、8」，吸氣時，頸部慢慢後仰，眼睛用力睜開。

反覆進行4~5次。

指壓耳後

耳垂和乳突（耳後月牙狀的骨）間的陷凹處，按壓時會產生疼痛感的穴道，即翳風，亦為三叉神經伸出的根源。

①左右翳風各自用中指指壓數秒。

②按壓1～4秒後，放鬆力量，反覆進行4～5次。

耳後的按壓法

左右翳風各自用中指指壓數秒。

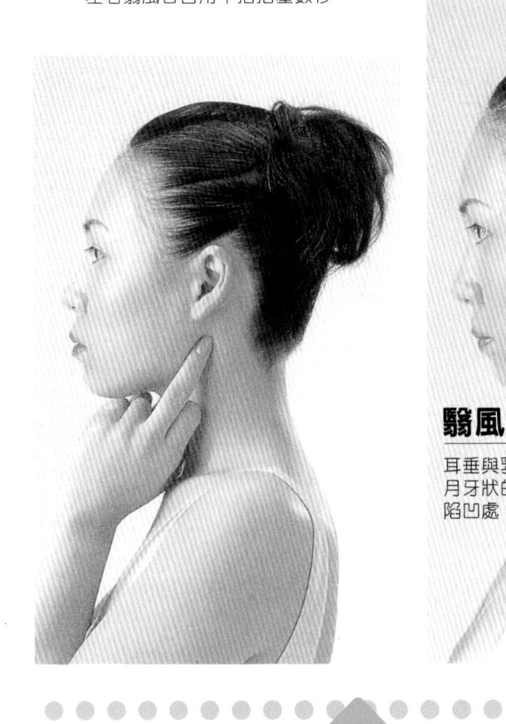

頸部穴道

翳風

耳垂與乳突（耳後月牙狀的骨）間的陷凹處。

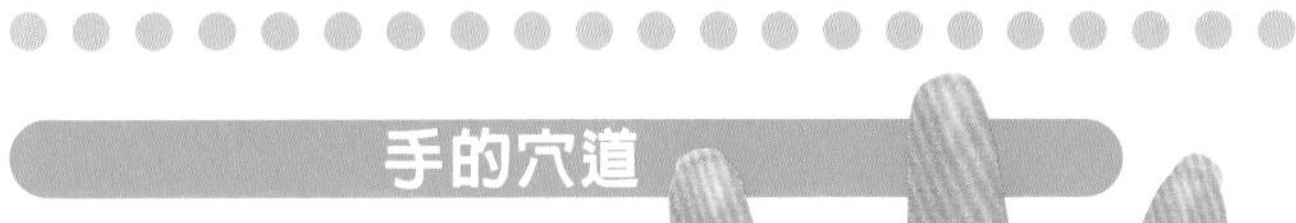

揉捏手掌的穴道

少府穴位於手兩側小指和無名指之間，在手指根部，近手腕2cm處。按壓該穴，會產生舒適的疼痛感。

①用另一隻手的拇指和食指夾住少府，用拇指充分揉捏。

②以「1、2、3、4」的節奏揉捏，休息一會兒，反覆4～5次，雙手都要進行。

治療眼睛痙攣的祕訣就是眼睛和眼睛周圍不要受涼，可以利用熱敷墊，熱敷頸部後方或直接溫熱眼部。（星）

手的穴道

少府

位於手掌內小指與無名指間，手指根部，近手腕2cm處

手穴道的揉捏法

用另一隻手的拇指與食指夾住少府，用拇指充分揉捏。

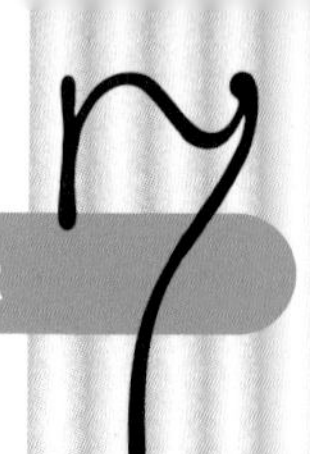

眼睛充血時

眼睛充血可視為是血氣上衝的一種現象。

血壓高、有便祕傾向及肥胖的人等，容易腳發冷而臉紅，出現血氣上衝的症狀。

欲去除眼睛充血，必須冷敷眼睛，並熱敷腳，製造頭寒腳熱的狀態。

此外，血氣上衝與胃腸症狀有密切的關係，所以，平時就要將胃腸調整至最佳狀態是非常重要的。

冷敷眼睛，刺激腳的穴道，製造頭寒腳熱的狀態。

按 摩眉內側到髮際處

按壓眉毛最內側時，疼痛會傳到額頭的穴道即攢竹。

此外，曲差穴位於額頭髮際生長處，眼頭上方。

①雙手中指抵住左右攢竹。

②從攢竹朝曲差，用中指慢慢按摩，反覆進行4～5次。

藉著按摩，可以使通往膀胱經經絡的氣流通順暢。

臉的穴道

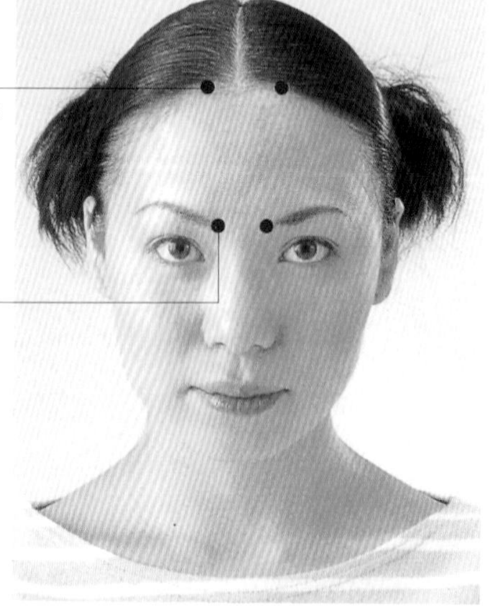

按摩的方法

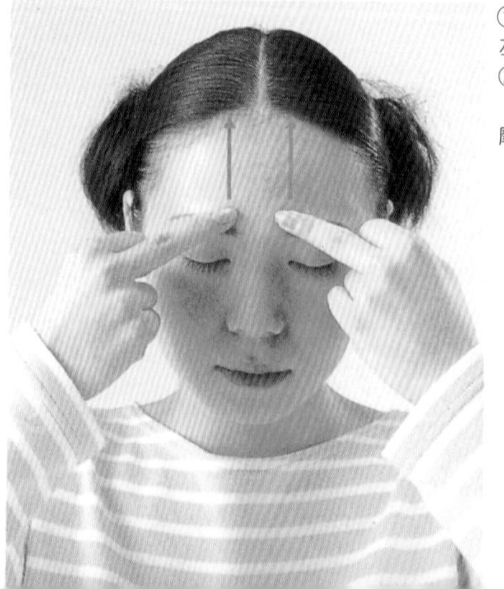

①雙手中指抵住左右攢竹。
②從攢竹朝曲差，用中指慢慢按摩。

眼 睛的冷濕布療法

①坐在椅子上或仰躺。充血是腦血液淤血的狀態，而為避免仰躺時血液流到頭部，必須墊高枕頭。

②用毛巾包住冰袋或冰，抵住眼睛5分鐘。採取坐姿時，可以用手按壓冷敷。

眼睛的冷濕布

坐在椅子上或仰躺。

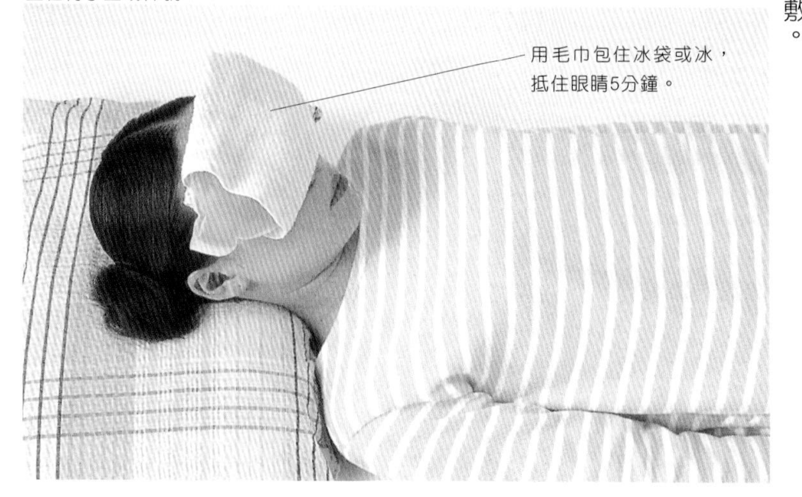

利用熱敷墊或足浴的方式，製造頭寒腳熱的狀態。

腳穴道與按壓法

地五會

第4腳趾外側根部，關節後方的陷凹處。

食指插入地五會穴，從腳跟朝向腳尖壓揉。

揉 捏腳的無名指根部

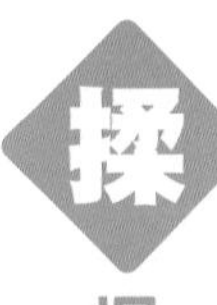

第4腳趾外側根部，關節後方的陷凹處，稱為地五會。

①坐在地上。

②食指插入地五會穴，從腳跟朝指尖壓揉，彷彿欲使停滯的氣順暢流通似的，反覆進行4～5次。

欲去除眼睛充血，必須將天之氣引導至地，可以利用熱敷墊或足浴，使腳溫暖，形成頭寒腳熱的狀態。（星）

伴隨精神焦躁的眼睛疲勞

對於精神勞動多於肉體勞動的現代人而言，容易蓄積壓力，情緒高漲、焦躁，具有引起自律神經失調的傾向。

結果容易導致發冷、發汗、心跳加快、失眠、頭痛及各種不定愁訴等症狀，眼睛會抽痛。

此時，頸部（枕部的風府、風池、天柱等穴道所在位置）會痠痛，心窩阻塞，下腹部無法用力。

心窩與下腹部是元氣之源，蘊藏著生命的能量。若此處出現無力感，就會沒有精神。

如果精神的疲勞出現在眼睛，就必須刺激心窩與下腹部的穴道，以產生元氣。

臉與頭的穴道

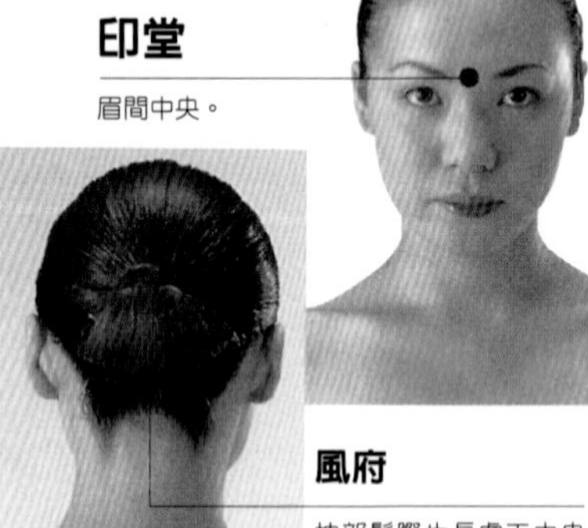

印堂

眉間中央。

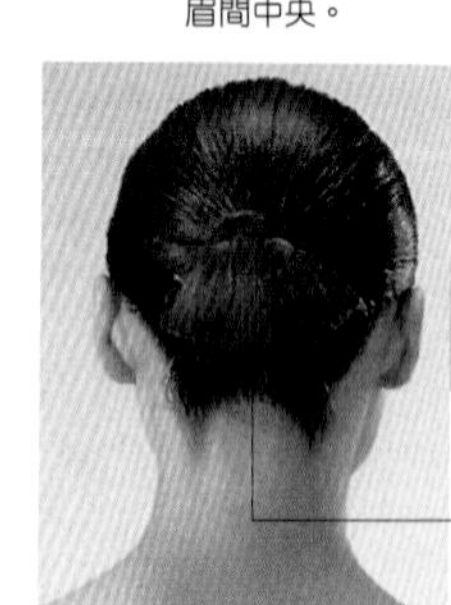

風府

枕部髮際生長處正中央2cm上方的陷凹處。

穴道體操……印堂前傾，風府後仰

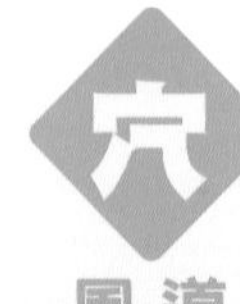
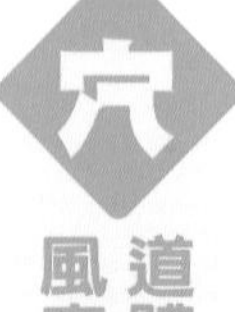

使用印堂與風府二穴。

①印堂位於眉間中央。

風府則是位於枕部髮際生長處正中央2cm上方陷凹處的穴道（稱為後頸窩）。

②雙手食指交疊，抵住印堂，按壓時前傾，靜靜吐氣。

③雙手中指交疊，指壓風府，慢慢後仰，此時必須吸氣。

反覆進行數次。

穴道體操法

1 印堂前傾

雙手食指交疊，抵住印堂，按壓時前傾，此時必須靜靜吐氣。

2 風府後仰

雙手中指重疊，指壓風府，同時慢慢後仰，此時必須吸氣。

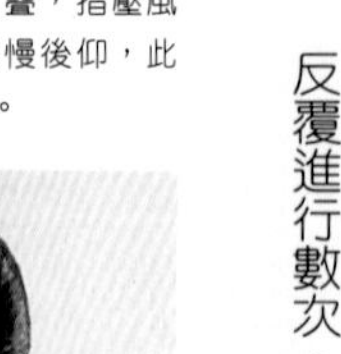

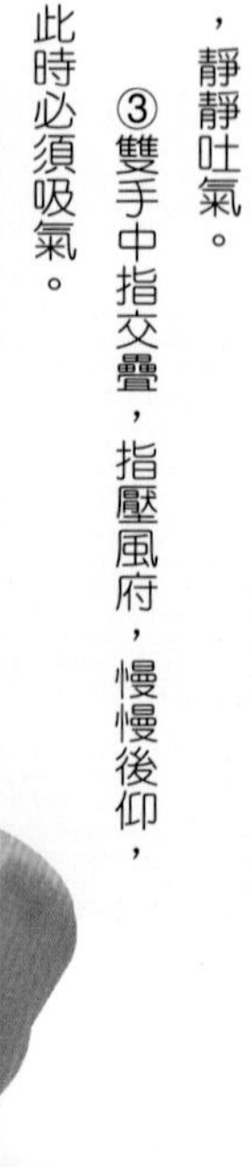

頸部後方的按摩

風池穴位於耳後月牙形的骨與後頸窩中央髮際生處。

①4根手指抵住左右風池，默數「1、2、3、4」，並充分揉捏。

②從風池到耳後，分成3~4處，充分揉捏。

這是十分容易引起痠痛的部位，務必充分揉捏。單側各自進行或兩側一併進行都無妨。

頸部穴道與按摩法

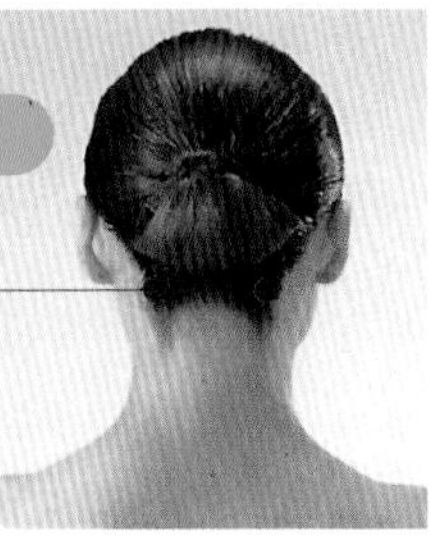

風池

耳後突起的月牙形骨與後頸窩中央的髮際處。

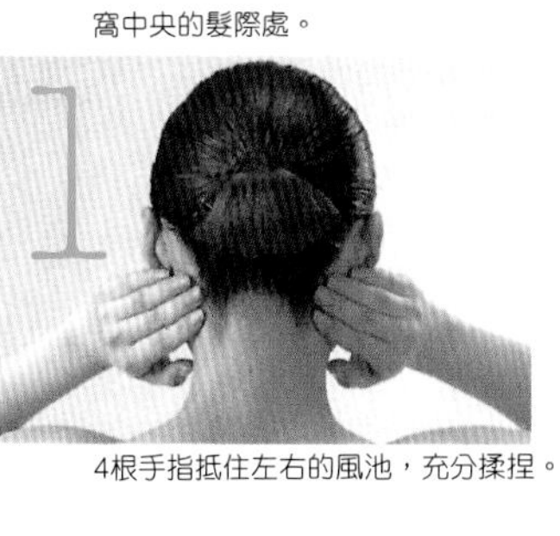

4根手指抵住左右的風池，充分揉捏。

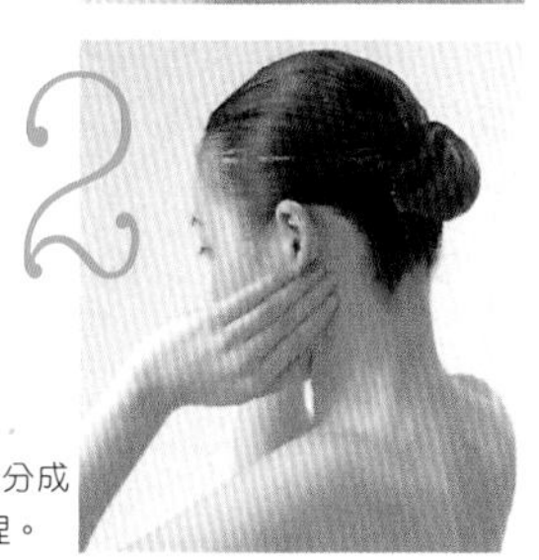

從風池到耳後，分成3~4處，充分揉捏。

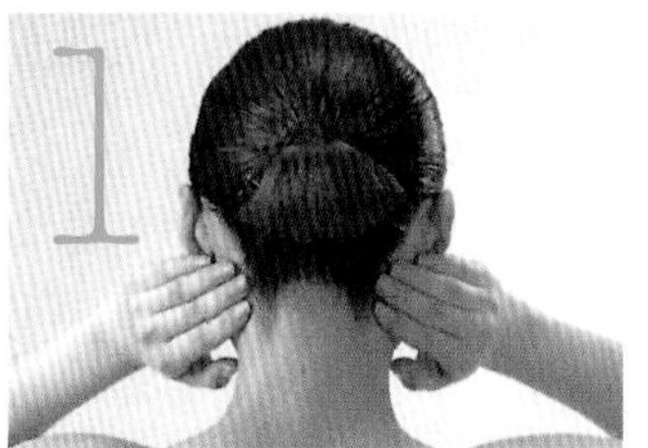

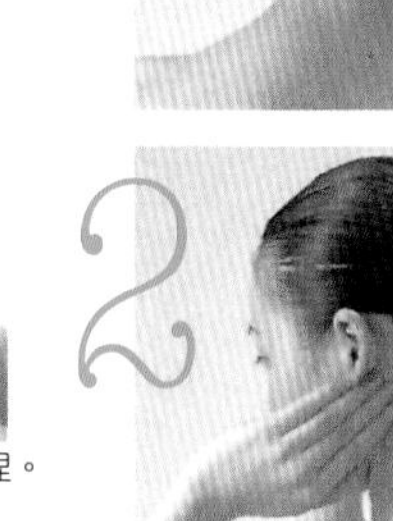

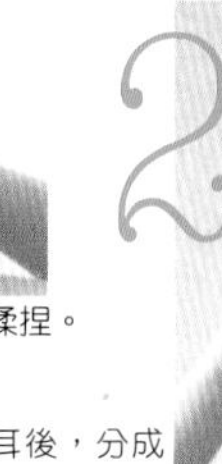

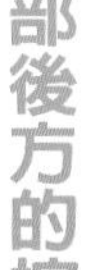

要刺激元氣的根源，心窩及下腹。

穴道體操……巨闕前傾，關元後仰

腹部有巨闕、關元兩大穴道。

①巨闕位於心窩正中央。

關元位於下腹部正中央，肚臍與恥骨起端的連線分成5等分，從上方數來第3等分的穴道。

②雙手中指交疊，抵住巨闕，指壓時前傾，慢慢吐氣。

③雙手交疊，抵住關元，指壓時彷彿欲使腹部突出似的，上身後仰，慢慢吸氣，反覆進行數次。

壓力導致的眼睛疲勞，會使元氣不足，沒有生氣，所以不要太擔心，生活要有閒暇。與人輕鬆的交談，呼吸新鮮的空氣，多做森林浴，鑑賞音樂，下意識的讓精神休息。

（星）

穴道的體操法

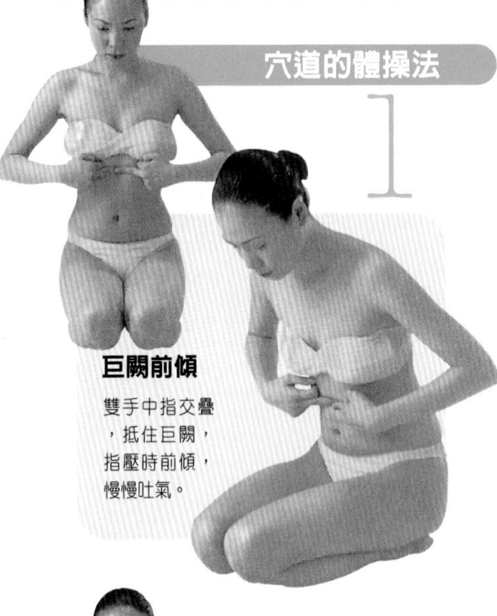

巨闕前傾

雙手中指交疊，抵住巨闕，指壓時前傾，慢慢吐氣。

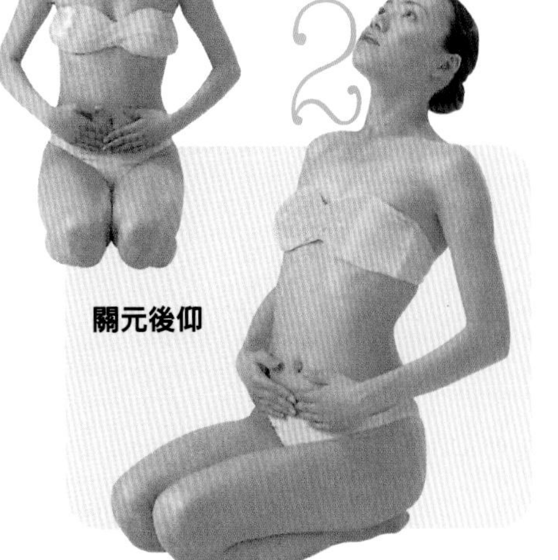

雙手交疊，抵住關元，指壓時彷彿欲使腹部突出似的，上身後仰，慢慢吸氣。

關元後仰

腹部的穴道

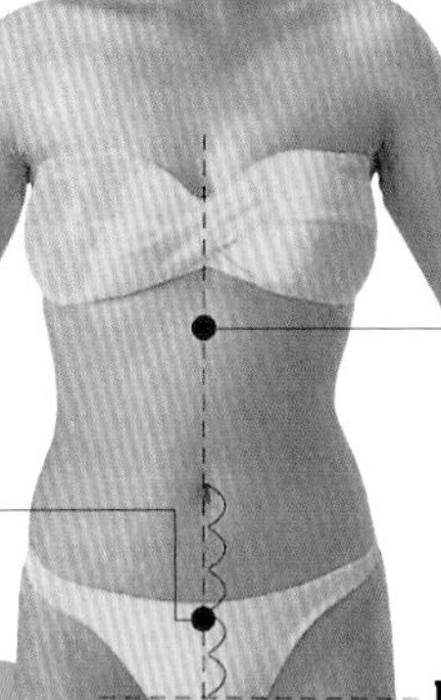

巨闕

心窩正中央。

關元

下腹部的正中央，肚臍與恥骨起端的連線分成5等分，從上方數來第3等分處。

恥骨

眼睛沈重、倦怠，目光無神

眼瞼和眼睛沈重、倦怠，目光無神，腳和腹部非常冷，罹患四肢冰冷症的人或有便祕、下痢等胃腸症狀的人較易出現此種現象。

這些症狀在胃經經絡上的穴道會出現僵硬和疼痛的現象。因此，不僅眼睛周圍，連腹部和腳，以及胃經上的穴道都要刺激才能改善症狀。

去除眼睛症狀的同時，改善胃腸症狀也很重要。

臉的穴道

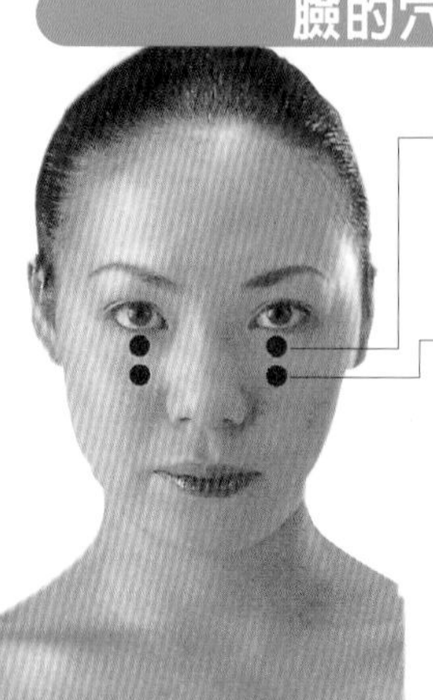

承泣

四白上方，眼正下方狹窄處的穴道。

四白

眼下緣硬骨中央下方1cm處。

下關

從耳前到顴骨下方緣，骨的陷凹處。

穴道體操法

1 承泣前傾

小指按壓承泣穴，閉上眼睛，吐氣時前傾。

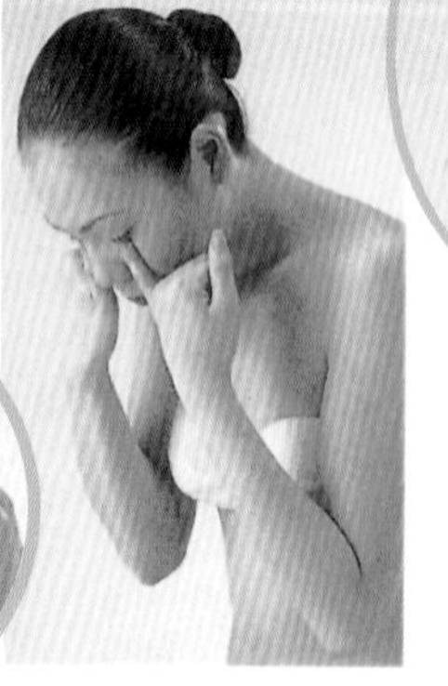

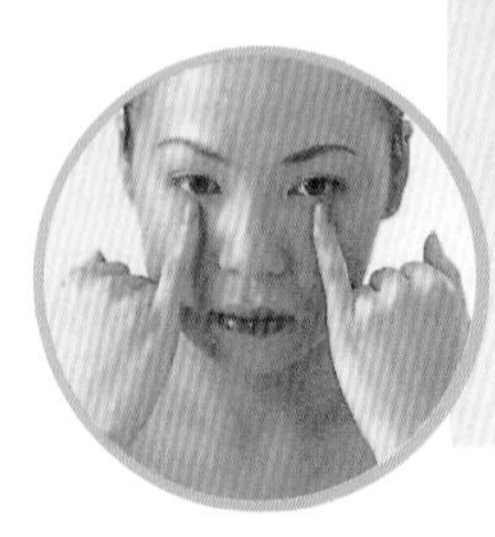

2 下關後仰

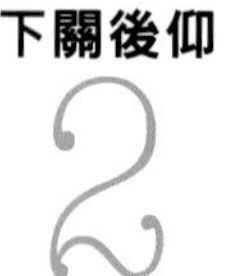

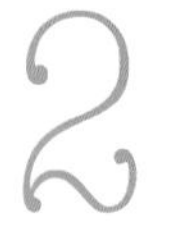

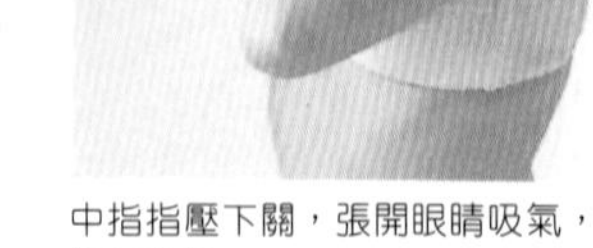

中指指壓下關，張開眼睛吸氣，慢慢後仰。

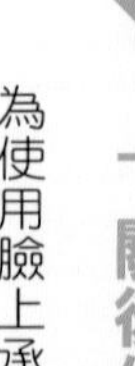

穴道體操……承泣前傾，下關後仰

為使用臉上承泣、下關二穴的體操。

①承泣位於四白（眼下緣硬骨中央下方1cm處，按壓該穴，疼痛會傳到眼睛的穴道）上方，眼睛正下方狹窄處的穴道。

下關是從耳前到顴骨下緣骨的陷凹處，按壓上齒，會產生疼痛的穴道。

②小指按壓承泣穴，前傾時默數「1、2、3、4」，一邊吐氣，同時閉上眼睛。

③用中指指壓下關，慢慢後仰，默數「5、6、7、8」，一邊吸氣，睜開眼睛，反覆進行數次。

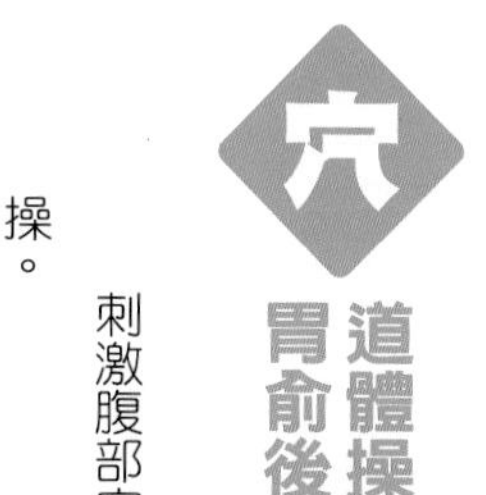

穴道體操……中脘前傾，胃俞後仰

刺激腹部穴道中脘及背部穴道胃俞的體操。

①中脘是位於腹部的中心線上，肚臍與心窩間的穴道。

胃俞在背部中央，與稍下方的中脘高度相同。為距離脊椎左右3～4cm處的穴道。

②左右中指交疊，抵住中脘，按壓該穴，同時前傾，並慢慢吐氣。

③雙手拇指抵住胃俞，按壓該穴，同時後仰，並慢慢吸氣。

坐在有靠背的椅子上，左右拳頭各自抵住胃俞穴，將其往後仰，效果更佳。

反覆進行數次。

腹部的穴道

中脘

位於腹部中心線上，肚臍與心窩之間。

背部的穴道

胃俞

背部中央，與稍下方的中脘高度相同。距離脊椎左右3~4cm處。

穴道體操法

1 中脘前傾

左右中指交疊，抵住中脘，按壓時前傾，慢慢吐氣。

2 胃俞後仰

雙手拇指抵住胃俞，按壓時後仰，慢慢吸氣。

坐在有靠背的椅子上，左右的拳頭各自抵住胃俞，同時後仰，效果更佳。

利用溫灸溫熱腳趾的穴道

厲兌是胃經最後的穴道，位於第2腳趾靠近小趾一側的趾甲角上

隱白則是位於腳的拇趾內側，趾甲角的穴道。

①利用艾條灸或菸灸，溫熱隱白與厲兌，進行至感覺發燙為止。

如果胃腸狀況不佳，最初不會感覺太燙，持續溫熱一段時間，就會開始有發燙感，表示效果顯現。接近穴道，若感覺發燙，就要移開，再重新接近。左右腳都要進行。

胃腸狀況不佳，腳會冰冷，頭會血氣上衝，因此，必須利用溫灸和足浴充分溫暖腳。若是有便祕的現象，踏青竹具有很好的治療效果。（星）

腳的穴道

隱白

腳的拇趾內側趾甲角。

厲兌

腳的第2趾近小趾側的趾甲角。

進行艾條灸時，必須接近隱白與厲兌。感覺發燙時移開，再重新接近。

出現乾眼症狀

10人中有1人會罹患乾眼症，要注意眼睛的休養與飲食的均衡。

乾眼是因為產生淚的淚腺分泌不足所引起的症狀，亦稱為自律神經失調症。眼睛疲勞、出現雙重影像、眼睛發紅、有眼屎、眼內發燙、字看不清楚、太陽穴產生跳動感、怕光、眼淚減少等，如果出現半數以上上述的症狀，就可能是乾眼症。

原因雖然是使用辦公室的OA機器，不過也與大氣的汙染有關。現在據說10人就有1人罹患乾眼症，而且有逐漸增加的傾向。

出現乾眼症的自覺症狀時，必須儘早接受醫師的診療。

穴道體操法

睛明閉眼

左右睛明各自用食指抵住。

1

按壓時閉上眼睛，前傾，同時慢慢吐氣。

瞳子髎開眼

左右瞳子髎各自用中指抵住。

2

指壓時張開眼睛，頸部往後彎曲，慢慢吸氣。

穴道體操……睛明閉眼，瞳子髎開眼

刺激眼頭與眼尾二穴的體操。

①睛明是位於眼頭與鼻根中間的穴道，瞳子髎則位於眼尾外側的陷凹處。

②左右睛明各自用食指抵住，按壓時前傾，此時要緊閉眼睛，慢慢吐氣。

③左右瞳子髎各自用中指按壓，頸部後仰，張開眼睛，慢慢吸氣，反覆進行數次。

臉部穴道

瞳子髎

眼尾外側的陷凹處。

睛明

眼頭與鼻根的中間。

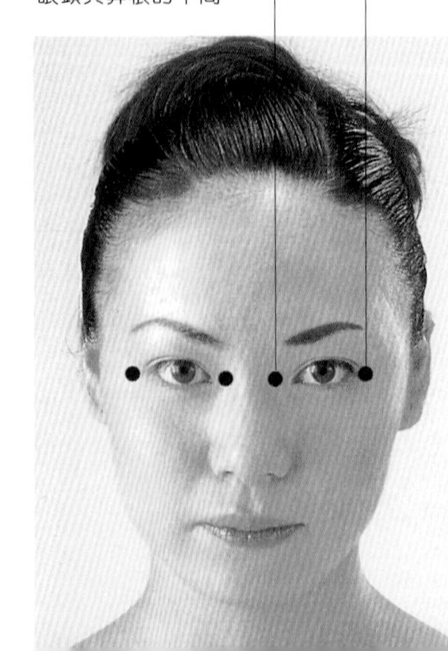

眼睛的冷濕布療法

①仰躺，如果沒有場地，也可以坐著進行。

②用冰涼清潔的小毛巾蓋住眼睛，進行5~10分鐘的冷濕布療法。坐著進行時，可以用手按住小毛巾。

冷濕布的方法

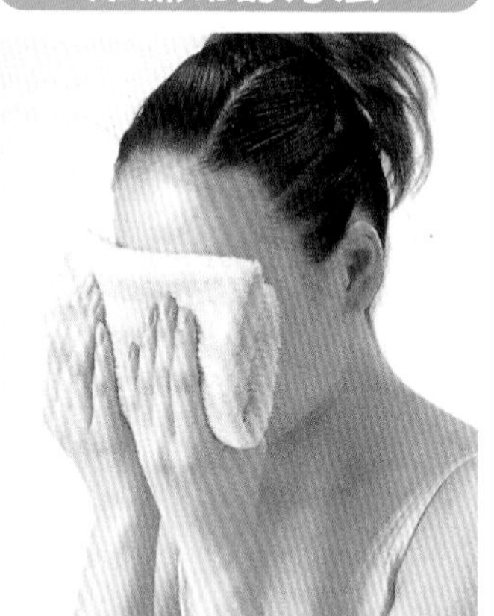
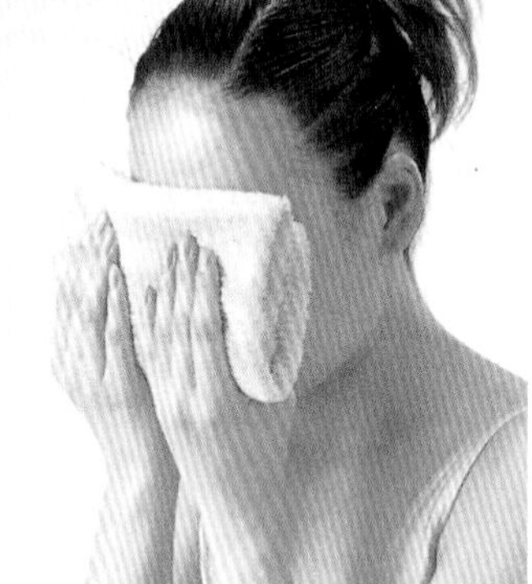
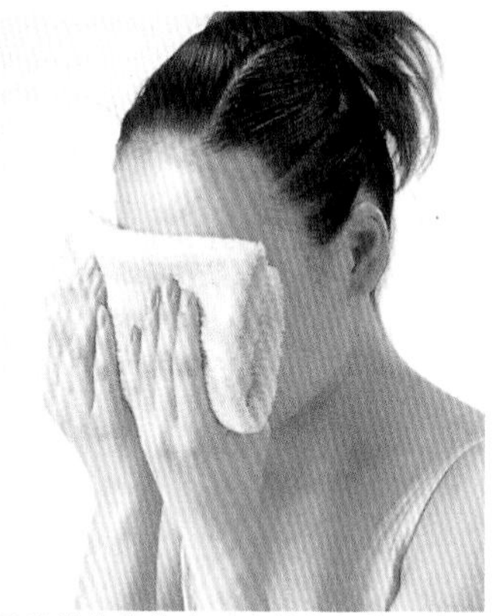

用冰涼清潔的小毛巾抵住眼睛，進行5~10分鐘的冷濕布療法。

手肘的穴道指壓

手肘的彎曲角，近拇指側陷凹處的穴道曲池，可以給予刺激。

①彎曲手肘，相反側的拇指抵住曲池穴，充分揉捏5~6次。

②相反側也以相同的方式進行。

手的穴道與按壓法

彎曲手肘，用相反側的拇指抵住曲池穴，充分揉捏5~6次。

曲池

手肘的彎曲角，近拇指側的陷凹處。

手臂的刷子按摩

刺激沿著手臂分布的大腸經絡。

①從手的食指開始，前臂、上臂的外側，用馬毛浴刷按摩。

②從手指往上，在5~10cm的範圍內上下移動，各處進行3~4次。

左右手臂都要按摩。

乾眼症原因在於酷使眼睛，讓眼睛休息相當重要。

此外，缺乏維他命也容易引發症狀，所以為防止缺乏維他命，必須保持飲食營養均衡。

（星）

從手的食指到前臂、上臂外側5~10cm的範圍內進行按摩。

刷子按摩法

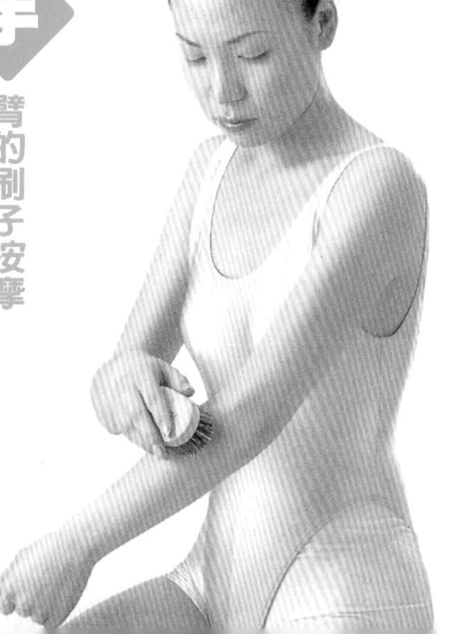

駕駛時眼睛疲勞

不只是眼睛，也要去除手和手臂的疲勞，以正確的姿勢駕車。

駕車時，不只是眼睛，連神經都會緊繃。長時間駕車，神經容易疲勞。另外，在狹窄的場所，保持相同的姿勢，容易使手臂發麻，並產生倦怠。而且如果長時間駕車的姿勢不良，對頭部與腰椎會造成極大的負擔，也會壓迫神經和血管，因此，會導致眼睛疲勞或晶狀體暫時調節異常。

所以在駕車時，若感覺眼睛疲勞，那麼不只是眼睛，應該去除全身的疲勞。

臉的穴道

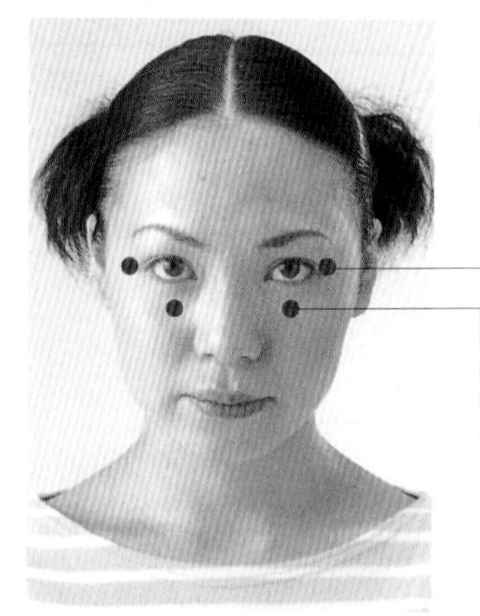

瞳子髎

眼尾外側陷凹處。

四白

眼下緣硬骨中央下方1cm處。

穴道體操法

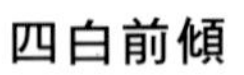

1 四白前傾

左右四白各自用食指抵住。

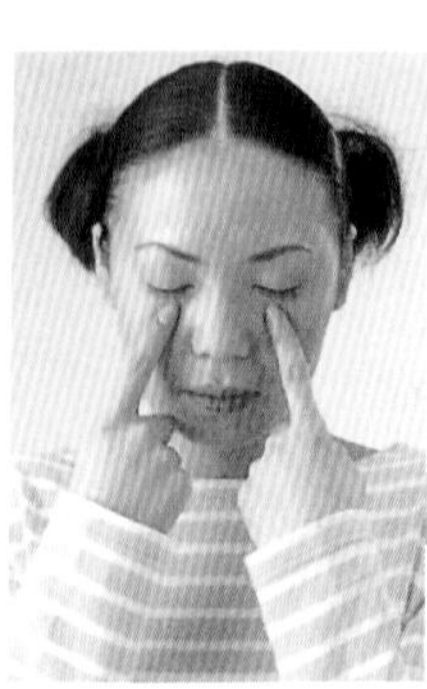

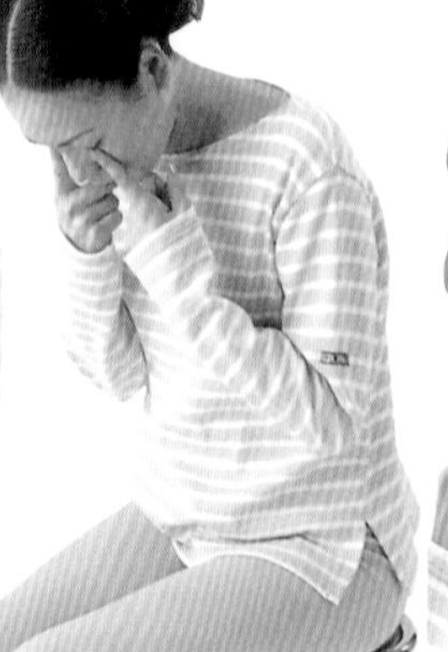

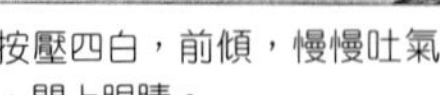

按壓四白，前傾，慢慢吐氣，閉上眼睛。

瞳子髎後仰

2 左右瞳子髎各自用中指抵住。

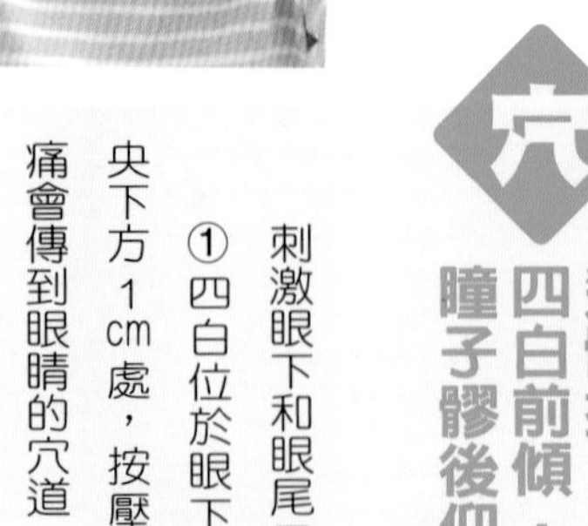

按壓瞳子髎，頭後仰，慢慢吸氣，睜大眼睛。

穴道體操……四白前傾，瞳子髎後仰

刺激眼下和眼尾二穴。

①四白位於眼下緣硬骨中央下方1cm處，按壓該穴，疼痛會傳到眼睛的穴道。

瞳子髎是位於眼尾外側陷凹處的穴道。

②左右四白各自用食指按壓，再前傾。此時慢慢吐氣，閉上眼睛。

③左右瞳子髎各自用中指按壓，頭後仰，此時要慢慢吸氣，睜大眼睛。

反覆進行數次。

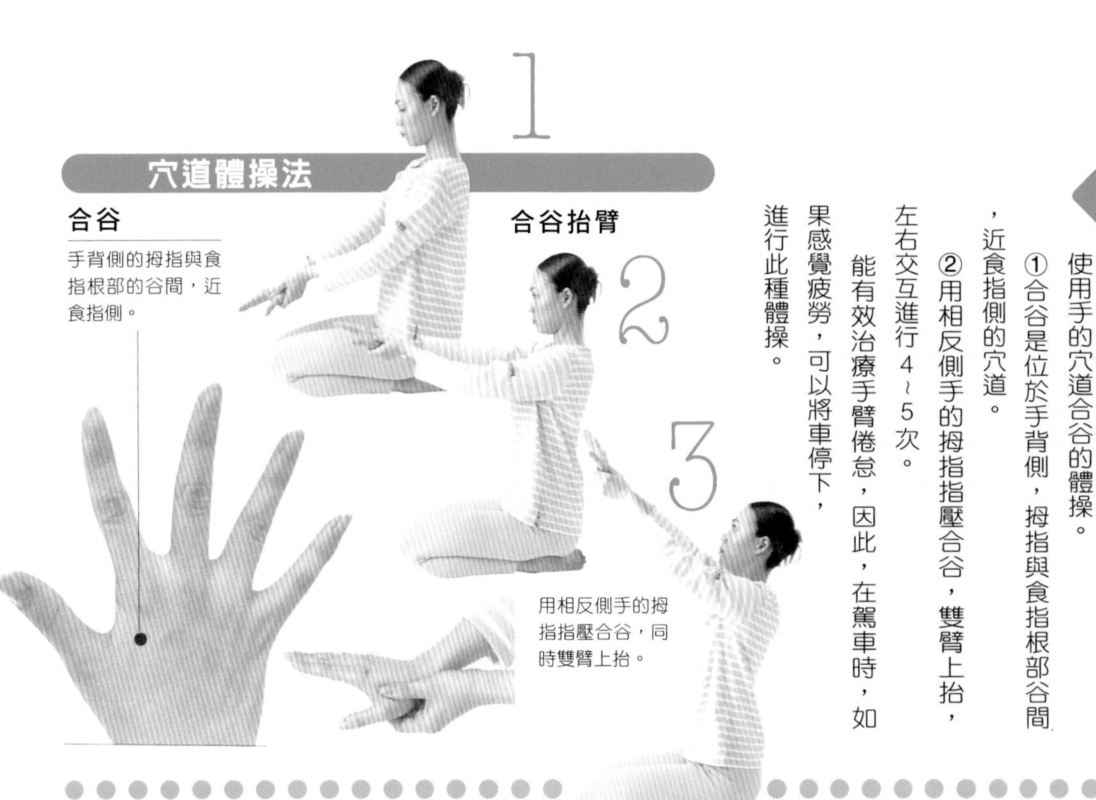

穴道體操……合谷抬臂

使用手的穴道合谷的體操。

①合谷是位於手背側，拇指與食指根部谷間，近食指側的穴道。

②用相反側手的拇指指壓合谷，雙臂上抬，左右交互進行4～5次。

能有效治療手臂倦怠，因此，在駕車時，如果感覺疲勞，可以將車停下，進行此種體操。

手掌的球按摩

手的穴道

勞宮

手掌的正中央。

刺激手掌中央的穴道勞宮。

①雙手夾住硬式網球，用手掌滾動。滾動2～3分鐘，能夠消除全身疲勞和手的倦怠。

②欲增加刺激，可以使用高爾夫球。

長時間駕車，可以準備一顆球，隨時都可以進行按摩，非常方便。

駕駛1小時，應該休息1次。休息時，可以進行穴道刺激和體操，駕駛的姿勢與注意力也很重要。臀部最好緊貼椅子的靠背，稍微前傾，才不容易疲累。

（星）

雙手夾住高爾夫球，用手掌滾動。

不易疲倦的駕駛姿勢

臀部緊貼椅子的靠背，稍微前傾。

伴隨全身疲勞的眼睛疲勞

促進血液循環，全身放鬆，進行輕微的運動和按摩最有效。

長時間持續工作或長時間駕車、集中工作或運動過度等酷使精神和肉體時，容易引發全身疲勞。

全身倦怠、肩膀痠痛、腳的倦怠、發燙、浮腫或食慾不振等不定愁訴的症狀也會出現。

為了消除這些疲勞，從腳到眼，必須進行去除全身疲勞的穴道刺激和運動。為了促進血液循環，消除瘀血，可以利用泡澡，使身體溫暖，以輕鬆的心情進行更有效。

踏青竹

腳底彎曲腳趾時形成陷凹處的穴道，稱為湧泉穴。以湧泉為主，對該處進行按摩刺激。

①腳踩踏半圓錐體的竹子或圓竹子。站立進行時，最好扶著椅子。配合脈搏跳動的節奏，一分鐘踏70次，進行2～3分鐘。挺直背肌，進行時姿勢力求正確。

②坐在椅子上，踏直徑數公分的圓竹，前後滾動。對具有站立困難的高齡者而言，是很好的方法。

此外，疲勞感強的人，站在竹子上如果感覺疼痛強烈，可以坐在椅子上進行。

腳的穴道

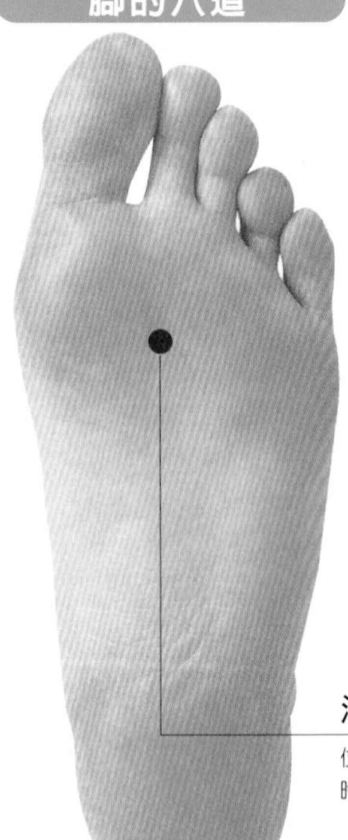

湧泉
位於腳底彎曲腳趾時形成陷凹處內。

踏青竹

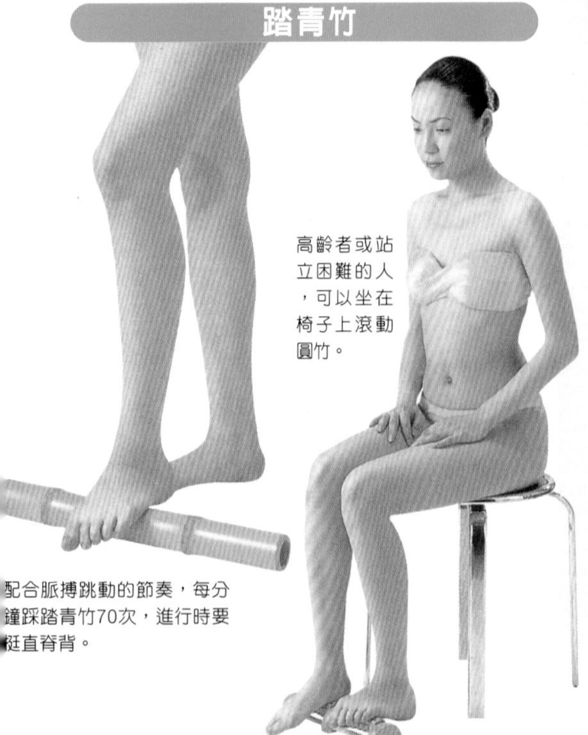

高齡者或站立困難的人，可以坐在椅子上滾動圓竹。

配合脈搏跳動的節奏，每分鐘踩踏青竹70次，進行時要挺直脊背。

按摩足脛前側

足三里穴位於距離膝蓋頭下方4根手指寬，脛骨外側。

①坐下，單膝直立，單手或雙手拇指交疊，充分揉捏足脛前側。

②從足三里到腳脖子，分成5~6處，充分揉捏。各處揉捏數次，直到腳脖子為止，往返數次。

腳的穴道與按摩法

足三里

膝蓋頭下方4根手指寬，足脛骨的外側。

1

拇指充分揉捏足脛前側。

2

將三里到腳脖子分成5~6處，充分揉捏。

按摩背部

以背部肩胛骨內側，第四胸椎與第五胸椎間的穴道膏肓為主，進行按摩。

①以右手中指為中心的4根手指，按壓左邊的膏肓。

②左手手掌按壓右手肘，以中指為中心，充分按摩。

重點在於壓住手肘進行，左右兩側都要進行。

背部的穴道與按摩法

膏肓

背部肩胛骨內側，第四胸椎與第五胸椎之間。

以右手的中指為中心的4根手指，按壓左側的膏肓。

2

左手手掌壓住右手肘，以中指為中心，進行按摩。

3

相反側的手壓住手肘，將其稍微上抬按摩，效果更佳。

眼睛周圍的按摩

輕輕閉上眼睛，用2根手指加諸部分力量，按摩眼睛周圍。

①從眉內側朝外側，按摩眼睛周圍。

②從眼內側，通過眼下，朝眼外側的方向，進行按摩。

③從眼外側，朝太陽穴的方向，進行按摩。

全身疲勞時，臉和頭容易浮腫，為了消除瘀血，必須充分按摩。

（星）

按摩法

2根手指從眉內側朝外側按摩。

從眼內側，通過眼下，朝眼外側按摩。

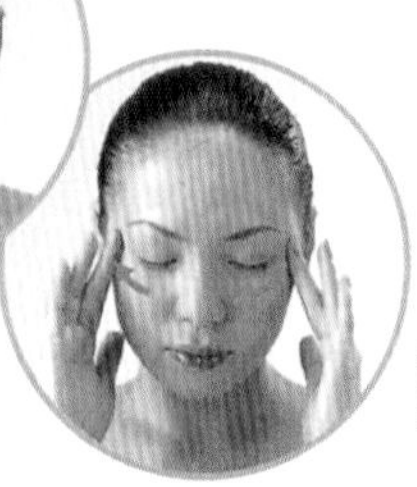

從眼外側，朝太陽穴的方向按摩。

13

伴隨頭暈的眼睛疲勞

能夠有效調整平衡感的耳與腳的指壓。

頭暈包括起立性暈眩和旋轉性（梅尼艾爾病）的頭暈。

起立性暈眩是一種腦貧血症狀。突然站立，血壓下降，會出現頭暈、站不穩的現象，以高齡者較多見。

梅尼艾爾病則是在站立時，會目眩，出現噁心、頭痛的症狀，這是平衡感紊亂所造成的。人類藉著半規管的作用，以保持重力平衡。但是因為失眠、煩惱等精神壓力或長時間曝露在難聞的氣味、強光等不快的刺激中，會導致自律神經平衡紊亂，出現噁心、目眩、頭痛等症狀，同時使視力減退，或出現幻覺。

耳的指壓

①食指各自插入左右耳洞，按壓耳中數秒。

②用拇指彈食指幾下。反覆進行數次。

指甲過長會傷害耳內，而且指甲碰到耳朵會產生疼痛，因此，最好用紗布或衛生紙包住手指，再進行按壓。

耳的指壓

食指插入左右耳洞中，按壓耳內。

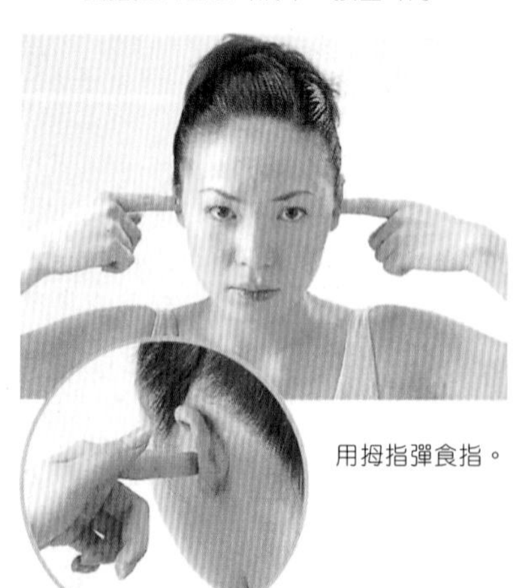

用拇指彈食指。

用中指指壓臉頰穴道

揉捏顴骨正中央的穴道—客主人。

①用中指充分揉捏左右顴骨上的客主人。

②揉捏4~5秒，休息一會兒，反覆進行數次。

臉頰的穴道與指壓法

用中指充分揉捏左右頰上的客主人。

客主人

顴骨上正中央。

穴道體操……完骨屈頸

使用耳後的穴道。

①完骨是位於耳後，如月牙形骨緣的穴道。

②左右完骨各自用拇指抵住。

③頸部朝右彎曲，以「1、2、3、4」的節奏，用拇指按壓上方左側的完骨。

④頸部朝左側彎曲，以「5、6、7、8」的節奏，用拇指按住上方右側的完骨。

反覆進行數次。

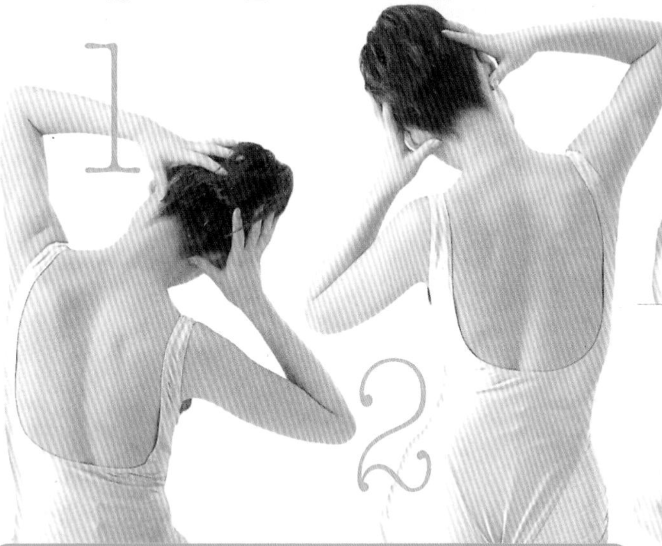

頸部的穴道

完骨

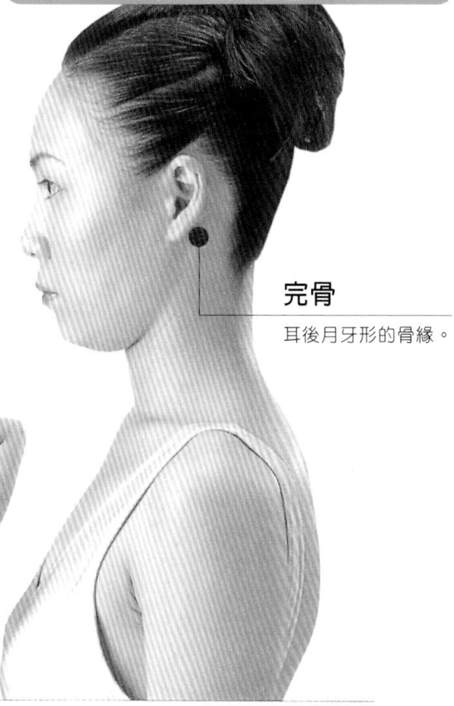

耳後月牙形的骨緣。

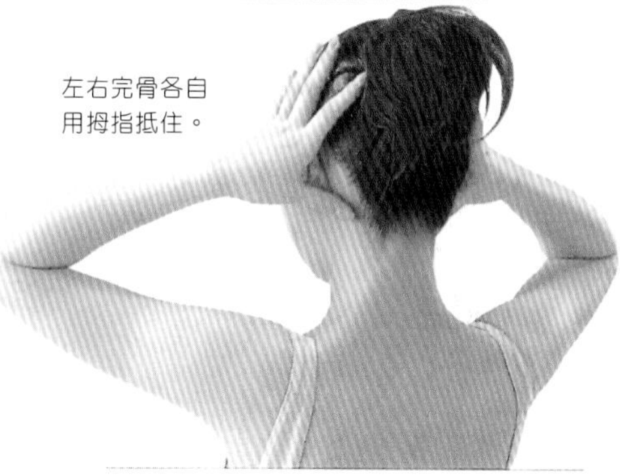

左右完骨各自用拇指抵住。

穴道體操法

1

頸部朝右彎曲，用拇指按壓上方左側的完骨。

2

頸部朝左彎曲，用拇指按壓上方右側的完骨。

指壓腳的無名趾根部

地五會位於腳的第4趾外側根部，關節後方。

①拇指抵住地五會，從腳脖子側按壓。

地五會有膽經通過，直接與眼和耳相連。刺激此處，能夠改善保持平衡感的重要內耳的作用。

為了防止起立性暈眩，不要從坐著的狀態突然站立，要慢慢起立，要在日常生活中養成習慣，夜間上廁所更應格外謹慎。（星）

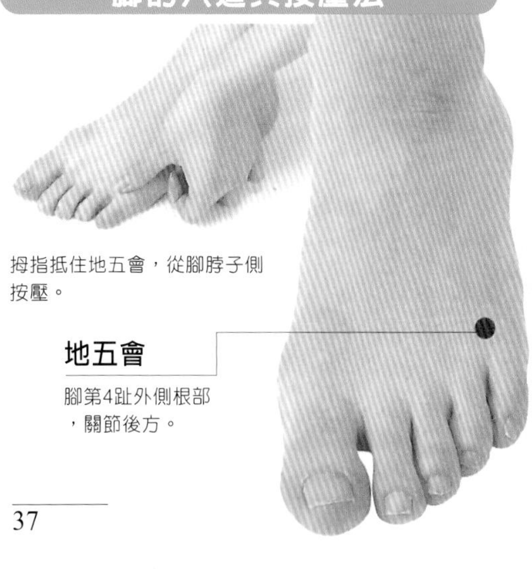

腳的穴道與按壓法

拇指抵住地五會，從腳脖子側按壓。

地五會

腳第4趾外側根部，關節後方。

14 眼睛浮腫，伴隨噁心症狀的眼睛疲勞

從眼睛到頸部，在按摩的同時，也要刺激穴道。

眼睛疲勞時，眼睛浮腫，伴隨噁心，可能與內臟或腦障礙等疾病有關，所以必須格外謹慎。

尤其眼瞼等眼睛周邊為主的臉浮腫、高血壓、眼睛的黃疸症狀、皮膚發黑、指甲粗糙、或有黑痣、斑點、雀斑增加，同時伴隨出現食慾不振、噁心的症狀時，可能與慢性肝臟或腎臟疾病有關。

若伴隨頭痛，則可能是腦出現異常，首先必須接受醫師的診治。

淋巴按摩法

1 用2根手指，以撫摸的方式，從瞳子髎朝耳朵的方向按摩。

2 耳前、耳下各自以相同的方式按摩。

3 從耳下到人迎，以相同的方式按摩。

頸部的穴道

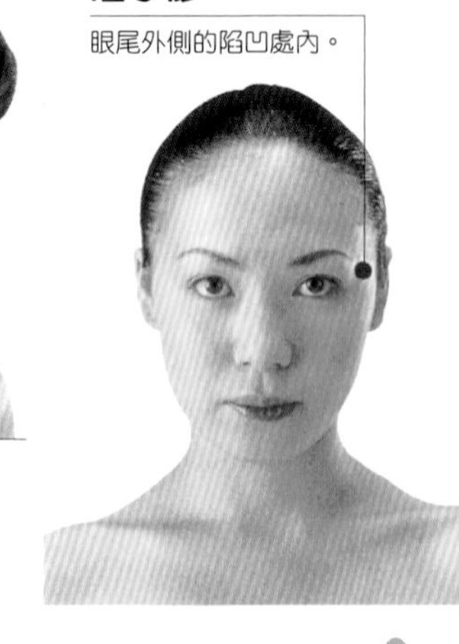

人迎

喉結左右約4cm外側，手能觸摸到頸動脈的跳動。

臉的穴道

瞳子髎

眼尾外側的陷凹處內。

從眼睛到頸部的淋巴按摩

按摩眼尾到頸部間的穴道。

①瞳子髎位於眼尾外側陷凹處內。

人迎則是位於喉結左右4cm外側，手可以感覺到頸動脈跳動。

②用2根手指抵住左右瞳子髎至耳朵的部分，以撫摸的方式輕輕按摩。

③耳前、耳下也要以相同的方式按摩。

④從耳下到人迎，以相同的方式按摩。

藉著按摩，能夠使得從眼睛到頸部的淋巴流通順暢，消除浮腫。不要過度用力，以數公分的範圍，慢慢的小幅度移動撫摸。

按摩足脛內側

按摩位於足脛內側，內踝上方10cm處的穴道—三陰交。

①坐在地上。

②雙手或單手拇指，以三陰交為中心，仔細揉捏足脛內側溝，左右都要進行。

按摩的方法

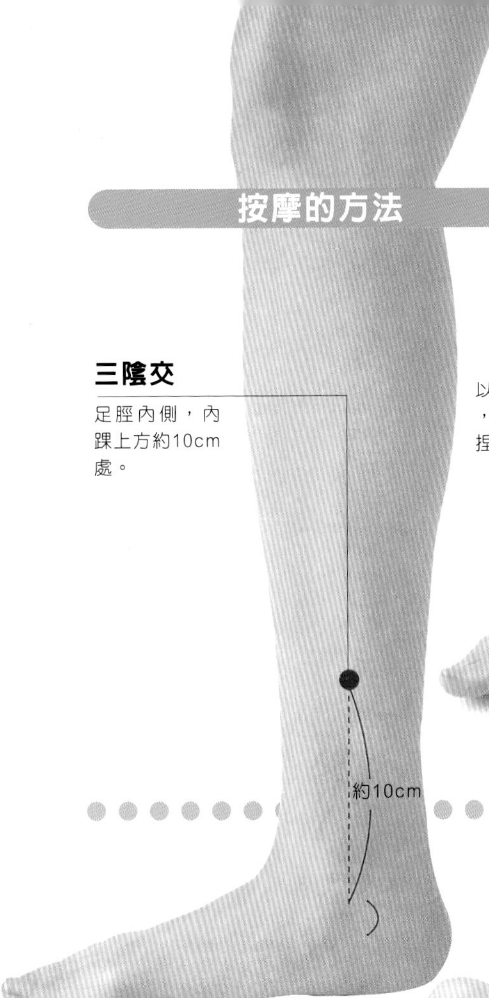

三陰交

足脛內側，內踝上方約10cm處。

約10cm

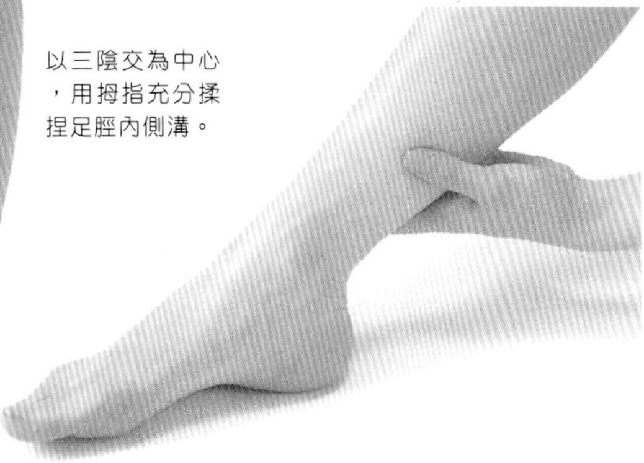

以三陰交為中心，用拇指充分揉捏足脛內側溝。

腳的穴道與溫灸法

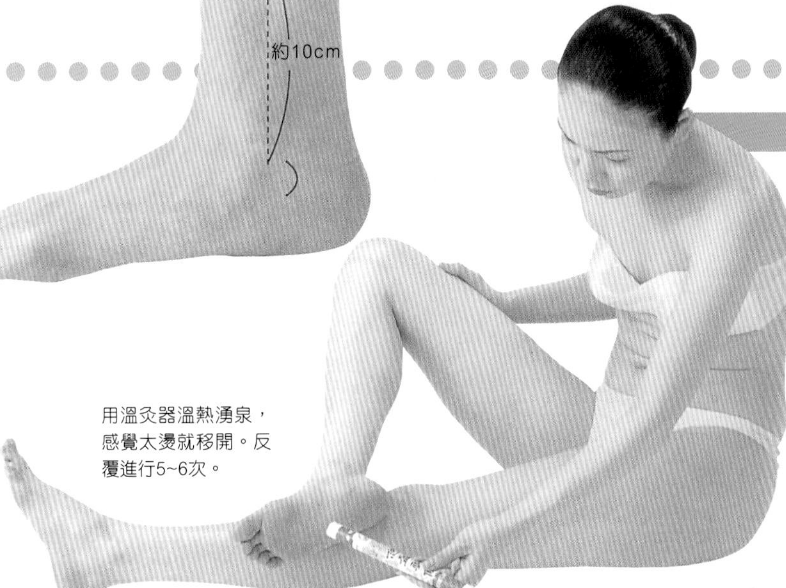

湧泉

腳底彎曲腳趾時形成陷凹處內。

用溫灸器溫熱湧泉，感覺太燙就移開。反覆進行5~6次。

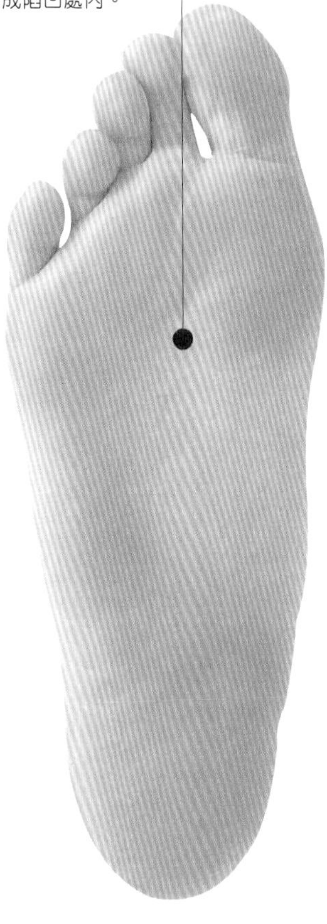

腳底穴道的溫灸

湧泉是腳底彎曲腳趾時形成陷凹處內的穴道。

①用溫灸器溫熱湧泉。

②感覺太燙就移開，反覆5~6次。

左右都要進行，依症狀不同，左腳與右腳對於熱的感受也不盡相同。

伴隨眼睛浮腫與噁心等症狀的眼睛疲勞，依症狀不同，可能會出現危險，務必要接受醫師的診察。若診察的結果不需擔心，就可以藉著刺激穴道，改善症狀。此外，透過眼睛的症狀，能夠發現自己疾病的端倪。

（星）

三分鐘放鬆體操

放鬆全身，能夠防止眼睛疲勞，也是維持優良視力的祕訣。

保持全身健康，精神穩定，才能維持眼睛的健康。身體隨時處於緊張狀態，會誘發不定愁訴，因此，必須放鬆身體。放鬆四肢等身體各部位，就能放鬆眼睛。

早上清醒或夜晚就寢前、工作前後及休息時間，要養成做以下介紹的三分鐘放鬆體操的習慣，就能防止眼睛疲勞，隨時保持良好的視力。

雙手交疊，做向上伸展的體操

體操的作法

①正坐，手指交疊，手掌朝天。吐氣時默數「1、2、3、4」，向上伸展雙手。

②默數「5、6、7、8」，吸氣，伸展的雙手回到肚臍的位置。配合呼吸，反覆進行5~8次。

1 正坐，手指置於肚臍的位置交疊。

2 吐氣，雙手向上伸展，手掌朝天。

3 吸氣，伸展的手回到肚臍的位置。

雙手在頸部後方交疊後仰

體操的作法

①正坐，雙手在頸部後方交疊，手肘張開，默數「1、2、3、4」，吐氣，身體後仰。

②默數「5、6、7、8」，吸氣，身體還原。配合呼吸，反覆進行5~8次。

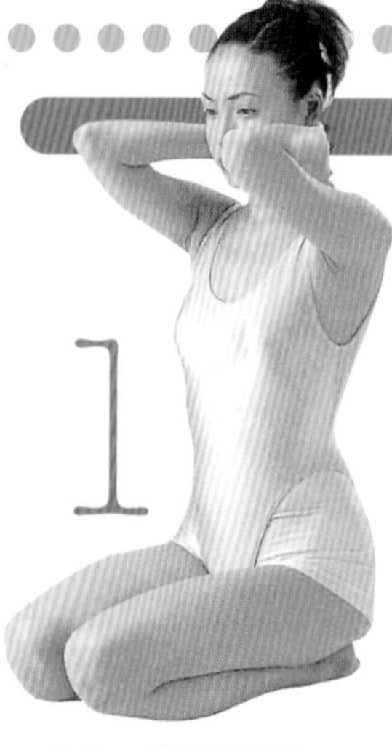

1 正坐，雙手在頸部後方交疊。

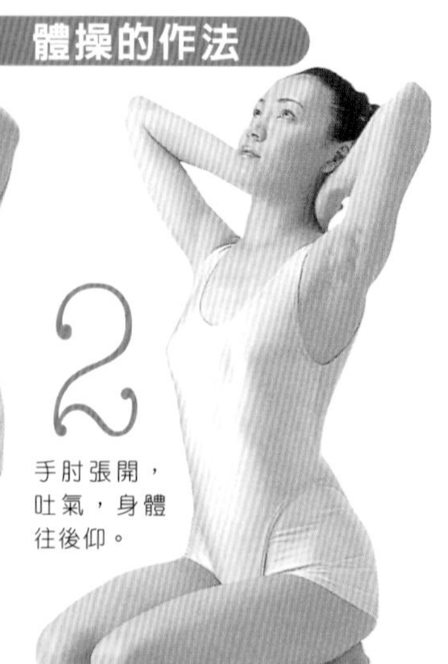

2 手肘張開，吐氣，身體往後仰。

體操的作法

1

雙腳打開如肩寬，往前伸出，坐在地上，腳脖子往上挺，用力後仰，肌肉維持緊張感。

2

維持數秒的緊張感後，放鬆力量。

雙手後仰

①正坐，雙手往前伸出，手腕朝上後仰，保持肌肉的緊張狀態。閉上眼睛，使精神統一。

②緊張感持續數秒，放鬆力量，張開眼睛，反覆進行數次。

體操的作法

1

正坐，雙手往前伸出，手腕往上後仰，閉上眼睛。

2

維持數秒的緊張感後，放鬆力量，張開眼睛。

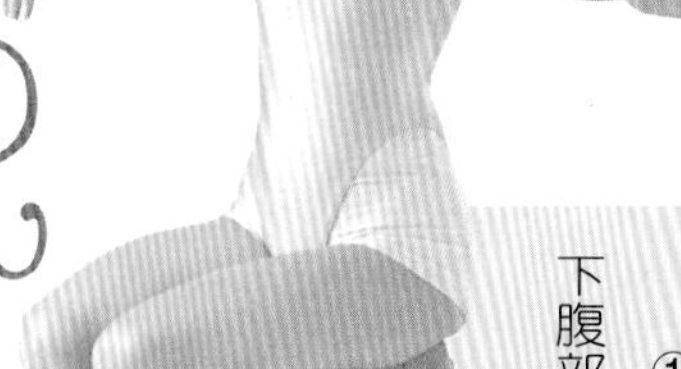

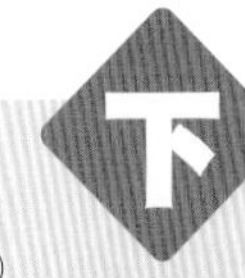

腳脖子後仰

①雙腳打開如肩寬，往前伸出，坐在地上。腳脖子往上翹，用力後仰，保持肌肉的緊張感。

②持續數秒的緊張感後，放鬆力量。反覆進行數次。

下腹部用力，鎮定心神

①正坐，雙手交疊，抵住下腹部，吐氣，下腹部用力。

閉上眼睛，鎮定心神。

②進行數秒後，吸氣，同時放鬆力量，張開眼睛。

反覆進行數次。

下腹部用力的方法

①正坐，雙手交疊，抵住下腹部。
②閉上眼睛，吐氣，下腹部用力。
③進行數秒後，吸氣，放鬆力量，張開眼睛。

眼球運動

①食指伸到眼前，手指上下左右移動，眼睛隨著手指轉動。

②重點是只能眼睛隨著手指轉動，頸部不能移動。此外，可以使用小的筆形手電筒，讓眼睛隨著手電筒的光轉動。（星）

眼球運動的方法

將小型筆形手電筒的光置於眼前，朝上下左右移動，眼睛隨著光移動。

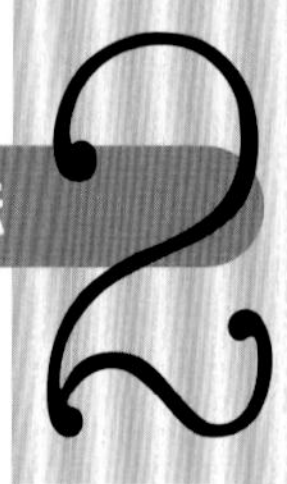

腳、指、耳的刺激

許多經絡都以眼睛為始點，循環全身，結束於手指、腳趾，或以手指、腳趾為始點，結束於眼睛周圍。

此外，耳朵有與身體許多臟器和神經有密切關係的穴道。因此，經常刺激腳、指和耳，就能消除眼睛疲勞及防止視力減退。

不需要特別的場所或時間，隨時隨地都可以進行的腳、指、耳的刺激法，為各位介紹如下。

腳、指和耳隨時隨地都可以加以刺激。

努力創造腳的健康

腳可謂全身功能的縮影。腳雖距離眼睛較遠，但腳底卻與所有的內臟器官相連，對眼睛而言，是非常重要的場所。尤其第2、第3腳趾，有經絡通過，與眼睛相連。因此，眼睛疲勞時，可以揉捏此部位，消除疲勞。

平常要按照以下的方式，刺激腳底，就能預防眼睛疲勞及視力減退，創造腳的健康。

①捏住腳趾，將趾縫左右攤開，腳趾朝前後拉扯。

②手指插入腳趾間，腳趾朝前後移動。

③手掌抵住腳趾，朝前後移動。

④用拳頭敲打腳底，輕敲腳趾，用力敲腳跟。拳頭與腳底呈直角，轉換方向敲打更有效。

腳的刺激法

捏住腳趾，趾縫朝左右攤開，將腳趾往前後拉。

手掌抵住腳趾，朝前後移動。

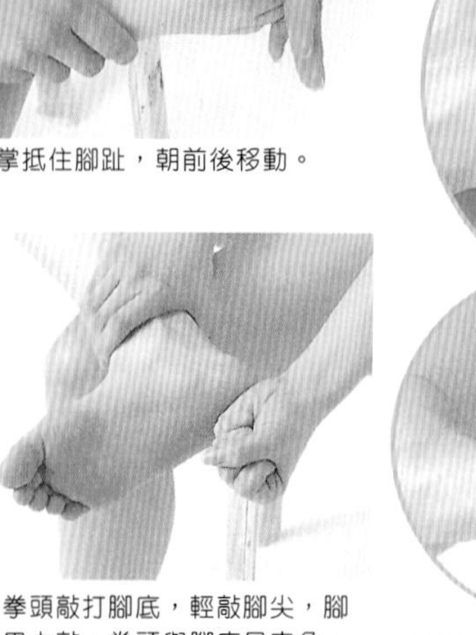

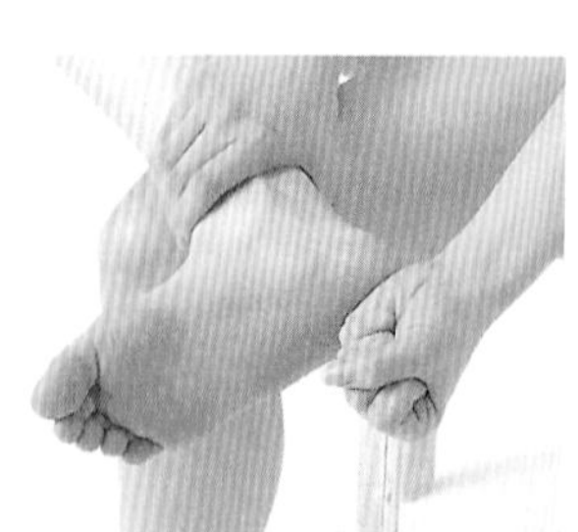

用拳頭敲打腳底，輕敲腳尖，腳跟用力敲。拳頭與腳底呈直角，轉換方向敲打更有效。

手指插入腳趾間，將腳趾朝前後移動。

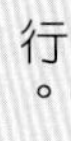

刺激手指

腦的發達據說是由於手指的功能所致。手指具有智慧，具有敏銳的感覺和表現，與其他動物相比，人類的心腦較多，這是因為充分活動手指的緣故。

眼睛也是腦的一部分，手指和眼睛具有密切的關係。揉捏、指壓手指，就能使眼睛功能旺盛。

①工作前後，揉捏、指壓雙手手指的穴道。

②手指的曲伸運動，要持續進行10~20秒。

③從拇指開始，依序彎曲手指。從小指開始，依序張開。慢慢加快速度進行。

手指的伸展運動

握住、張開，持續10~20秒。

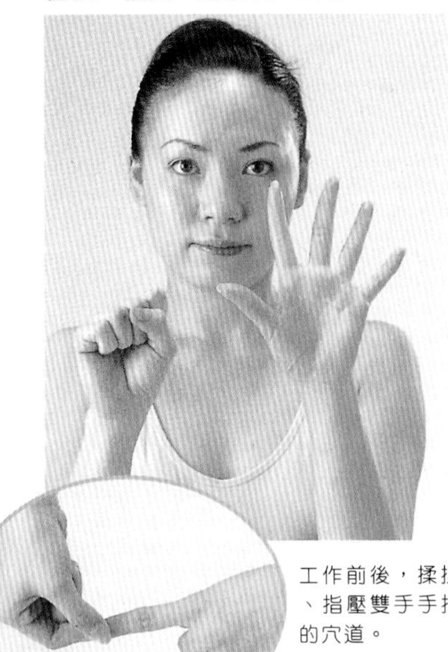

工作前後，揉捏、指壓雙手手指的穴道。

從拇指開始，手指依序彎曲：從小指開始，手指依序張開。進行時慢慢加快速度。

耳朵穴道的按摩法

按摩耳垂

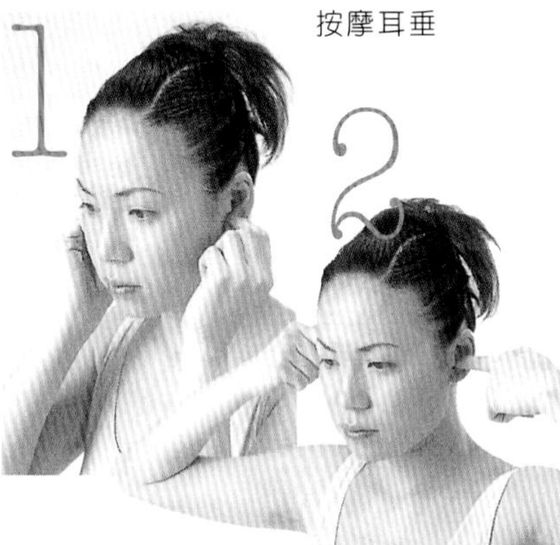

手指插入耳的皺褶中進行指壓。

食指插入耳中，用拇指彈食指。

拉上拉下指壓

將稱為耳尖的耳的上部往上拉3~4次。

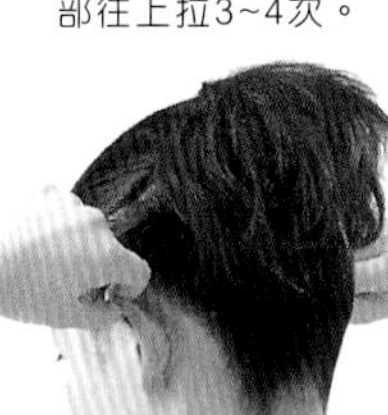

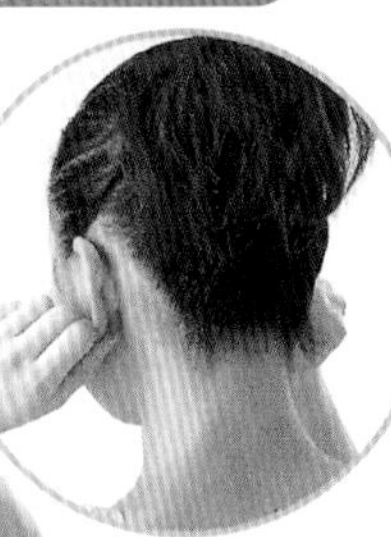

再將耳垂往下拉3~4次。

按摩、指壓耳的穴道

耳可謂全身的縮影，腎臟、肝臟、大腸、小腸、眼等身體所有的內臟與器官，其相關穴道都位於耳，因此，刺激耳，就能消除眼睛疲勞。

①按摩耳垂。

②手指插入耳的皺褶中進行指壓。

③食指插入耳中，用拇指彈食指。

④將耳的上部耳尖往上拉3~4次。

⑤將耳垂下方往下拉3~4次。

（星）

隨時保持年輕的視力

刺激有三叉神經的翳風或指壓啞門、刺激腦神經非常有效。

視力減退原因在於網膜機能調節遲鈍或調節晶狀體厚度的睫狀肌功能異常所致。這些都是由自律神經控制，因此，當腦神經疲勞時，會造成晶狀體調節紊亂，焦點無法聚集，物體看起來是模糊的。

長時間持續工作或熬夜工作，引起腦的疲勞或不良姿勢酷使眼睛。都會導致上述的現象。

眼睛的健康要從眼睛的養生開始，為防止視力減退，就不要積存精神壓力，攝取營養均衡的飲食，取得足夠的睡眠。平常就要維持良好姿勢，才能永保年輕的視力。

頸部的穴道

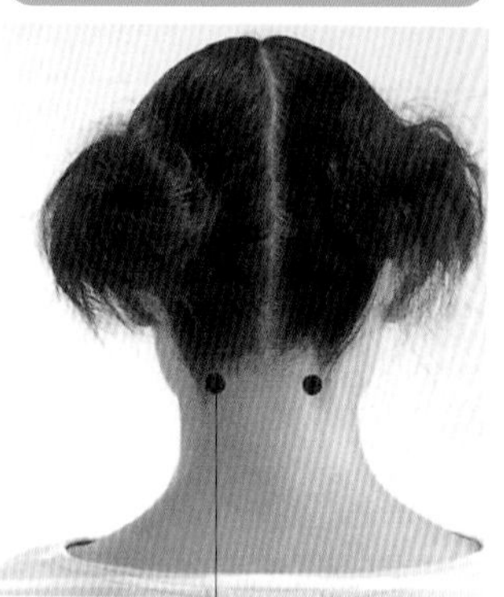

天柱

距離後頸窩左右2~3cm處。

穴道體操法

1

吐氣，頸部往右彎曲，同時用左手拇指指壓左側的天柱。

2

雙手在頸部後方交疊，用拇指各自抵住左右的天柱。

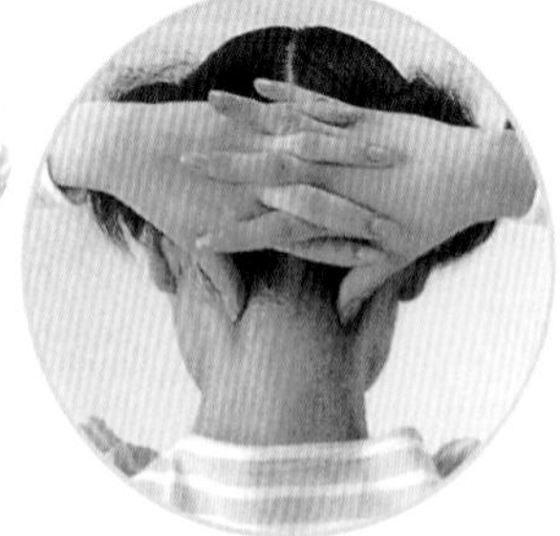

吸氣，還原。吐氣，頸部往左彎曲，用右手拇指指壓右側的天柱。

穴道體操……屈頸，按壓天柱

刺激枕部穴道的體操。

①天柱位於後頸部，距頸窩左右2~3cm處，為支撐頭的穴道。

②雙手在頸部後方交疊，拇指各自抵住左右的天柱。

③吐氣，頸部朝右彎曲，左手拇指指壓左側的天柱。

④吸氣，還原。吐氣，頸部朝左彎曲，右手拇指指壓右側的天柱。反覆進行數次。

穴道體操……印堂前屈，啞門後仰

刺激眉間與枕部的兩個穴道。

①印堂是位於眉間中央的穴道。

啞門位於後頸部中央，風府穴下方1cm處，為許多腦神經在此交匯的

指 壓腳底心

指壓腳底心的穴道然谷。

①握拳，利用中指指節突出部指壓然谷。

②體重置於穴道上，默數「1、2、3、4」，進行指壓。用力按壓5~6次，左右都要進行。

視力減退一旦慢性化時，會成為視力障礙，為避免這種狀況，當天產生的疲勞就要當天去除。欲保持年輕的視力，就不要酷使眼睛，更要注重養生。

按摩法

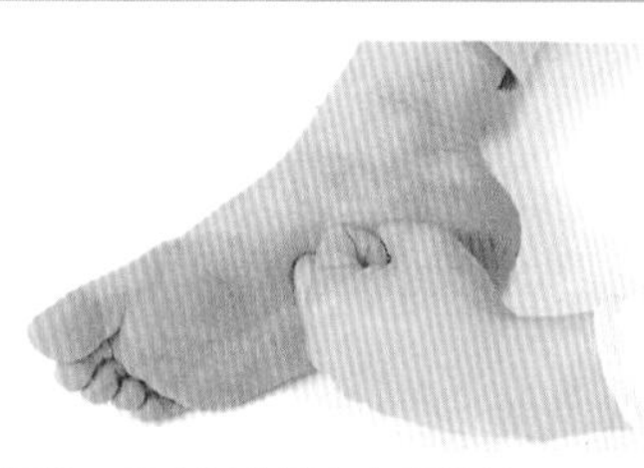

握拳，用中指中節突出部指壓然谷，直到感覺疼痛為止。

然谷

位於腳底心處。

頸部的穴道

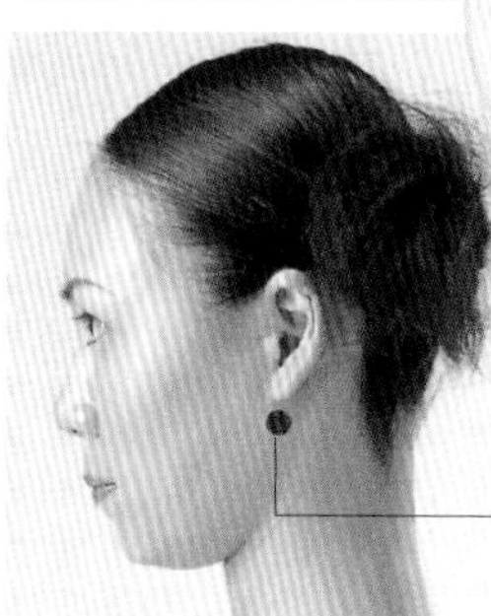

用中指各自抵住左右的翳風，靜靜指壓數秒後放開。

翳風

耳垂與乳突（耳後月牙形的骨）間的陷凹處。

耳 垂下的指壓

翳風位於耳垂下的陷凹處，輕輕揉捏就會產生疼痛感，亦是與自律神經直接連結約三叉神經所在處。

①左右翳風各自用中指抵住，靜靜指壓數秒。

②按壓數秒後放開，反覆進行數次。

穴道體操法

印堂前屈

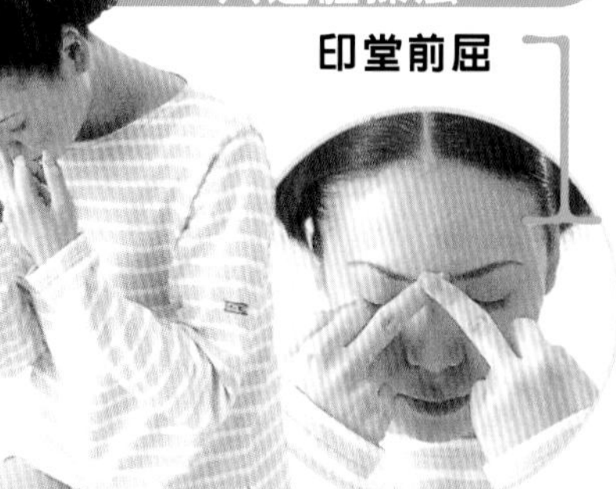

吐氣，慢慢的往前傾。

中指交疊，按壓印堂。

啞門後仰

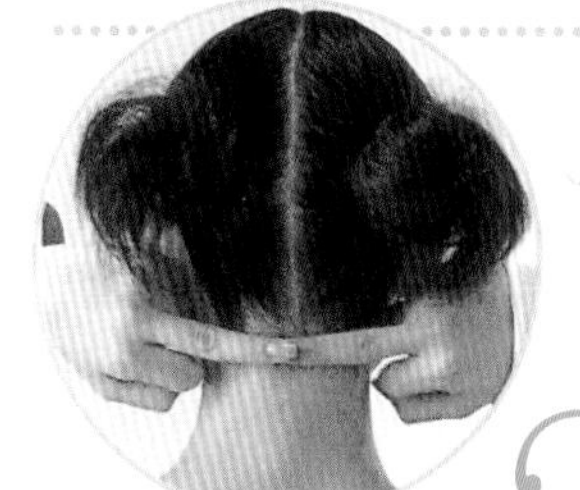

以雙手中指為中心，抵住啞門。

吸氣，頸部慢慢的後仰。

臉與頸部的穴道

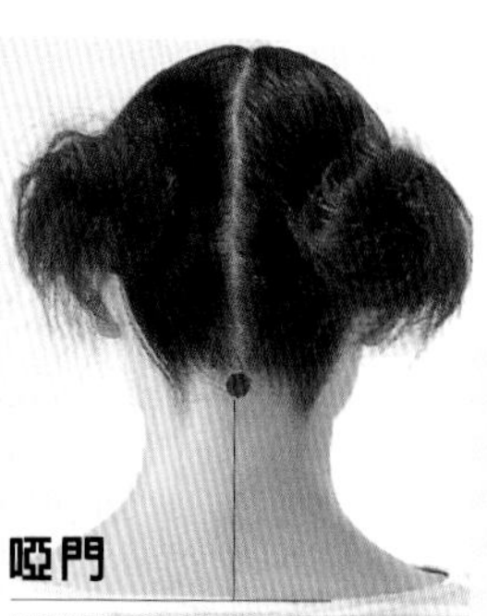

啞門

後頸部正中央，風府下方約1Cm處。

印堂

位於眉間中央。

重要場所。

②雙手中指交疊，按壓印堂，吐氣，慢慢默數「1、2、3、4」，往前傾。

③以雙手中指為中心，手抵住啞門，吸氣，同時默數「5、6、7、8」，慢慢將頸部往後仰。反覆進行數次。

（星）

防止假性近視（學校近視）

假性近視只是暫時的，可以藉著穴道體操與指壓治癒。

假性近視是因為閱讀、長時間近距離視物或處理手錶等精密機器而形成近視的狀態。另外，操作文字處理機和個人電腦等，必須一直看近處的事物，導致晶狀體增厚，暫時無法還原，使焦點在網膜前成像，因此，看不清物體。與近視眼或老花眼不同，這只是暫時的現象，在尚未惡化前，只要進行穴道療法就能痊癒。

戴的眼鏡是凹透鏡，而由於眼鏡本身不能矯正晶狀體，所以不要過度依賴眼鏡，盡量以自然的方式治療。

按摩法

放鬆（放鬆體操）

肌肉的緊張與放鬆，最主要的目的在於獲得心理的放鬆，而且有助於鎮靜精神。

①正坐或坐在椅子上。

②挺直脊背，雙手往前伸出，手腕朝上彎曲，使手的肌肉維持緊張感4~5秒。眼睛緊閉，吐氣。

③手臂伸直，吸氣，張開眼睛，放鬆手腕的力量，休息2~3秒，再度讓手腕產生緊張感，反覆進行數次。

利用放手和使眼睛緊張，嘗到緊張與放鬆的感覺是很重要的。

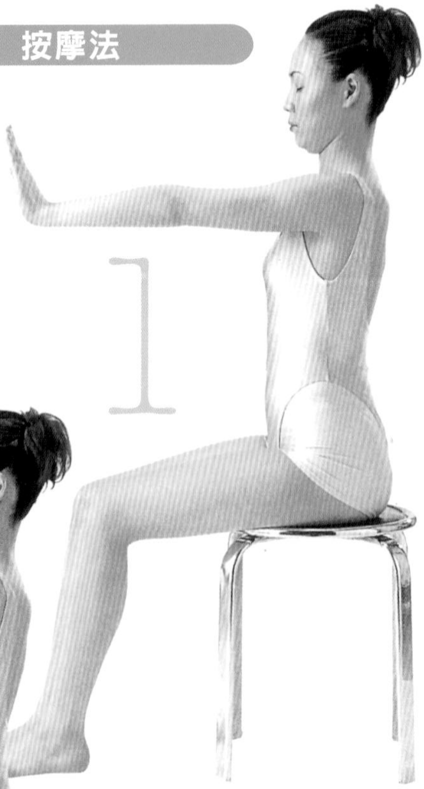

1

挺直脊背，雙手往前伸出，手腕往上彎曲，保持肌肉的緊張感。緊閉眼睛，吐氣。

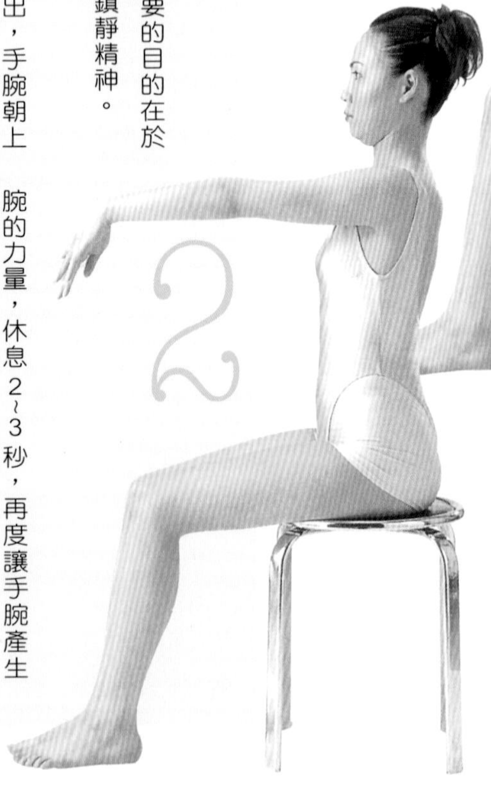

2

手腕伸直，吸氣，靜靜張開眼睛，放鬆手腕的力量。

壓揉手肘

①壓揉手肘彎曲角，近拇指側陷凹處的穴道曲池。

②輕輕彎曲手肘，用相反側的拇指抵住曲池。以感覺疼痛的強度壓揉。

③左右交互進行5～6次。

手肘穴道與按壓法

用相反側的拇指抵住曲池，以感覺疼痛的程度壓揉。

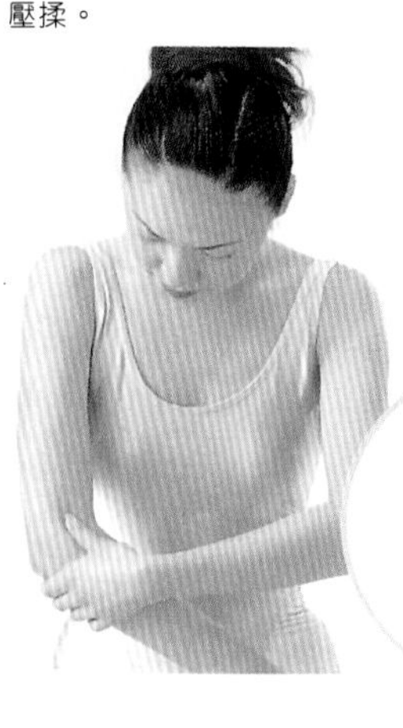

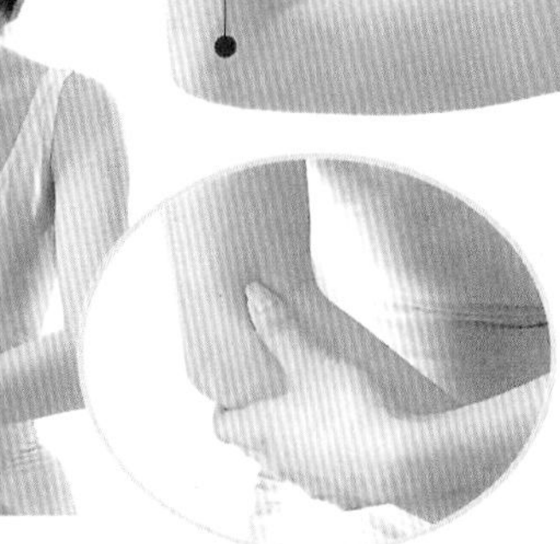

曲池

手肘彎曲角，近拇指側的陷凹處。

穴道體操……屈頸，按壓風池

①刺激在耳後突出的月牙狀骨及後頸部窩中央髮際生長處穴道風池。

②雙手在頸部後方交疊，左右拇指各自抵住左右的風池。

③默數「1、2、3、4」，吐氣，頸部朝左彎曲，按壓右側的風池。

④吸氣，慢慢還原，默數「5、6、7、8」，吐氣，頸部朝右彎曲，按壓左側的風池。反覆進行數次。

若認為按壓風池的力量不足，可增加手指下壓的力量。

假性近視是暫時的，藉由刺激穴道和做運動，立刻就能產生效果。趁著工作、學習的空檔及休息時，在依賴眼鏡前，進行穴道刺激、穴道體操、放鬆體操中的任何一種，就能預防或遏止近視的惡化。

（星）

穴道體操法

屈頸，按壓風池

1 雙手在頸部後方交疊，拇指各自抵住左右的風池。

2 吐氣，頸部朝左彎曲，按壓右側的風池。

3 吸氣，還原。吐氣，頸部朝右彎曲，按壓左側的風池。

頸部的穴道

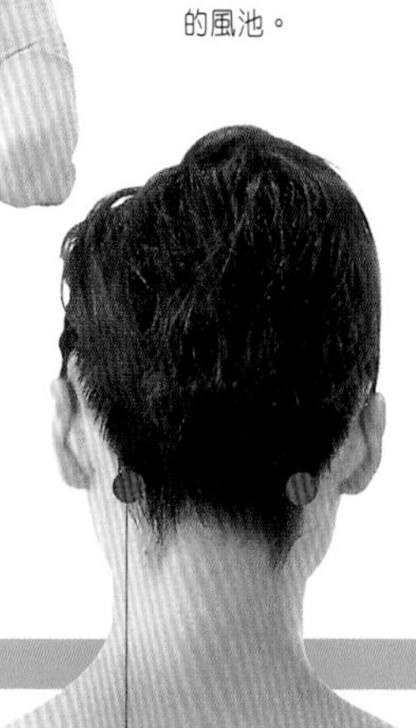

風池

耳後突出的月牙狀骨與後頸窩中央髮際生長處。

防止老花眼的惡化

直接刺激掌管睫狀肌的神經，就能防止老花眼的惡化。

老花眼即遠視，是由眼睛調節機能障礙所引起的。

在看遠處或近處的物體時，晶狀體會增厚或變薄，調節的肌肉是位於晶狀體周圍的睫狀肌。

隨著年齡的增長，睫狀肌功能會減弱。欲看近處的物體時，晶狀體卻沒有膨脹，焦點於視網膜後方結像，看不清近處的物體，即為「遠視」。晶狀體失去彈性，會變薄，無法恢復原狀，稱為老花眼。

一般會戴凸透鏡矯正。

手指的指壓

①關衝是位於手無名指指甲根部，近小指側的穴道。少澤則是位

手的穴道

關衝
手的無名指指甲根部，近小指側。

少澤
手的小指指甲根部外側。

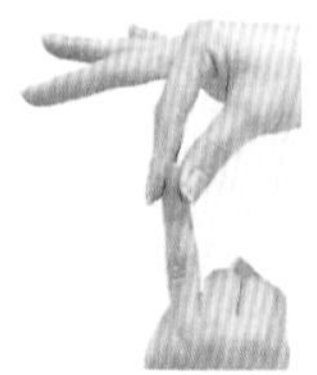

用相反側手的拇指與食指夾住無名指，指壓關衝後放開。

用相反側手的拇指與食指夾住小指，指壓少澤後放開。

臉部穴道

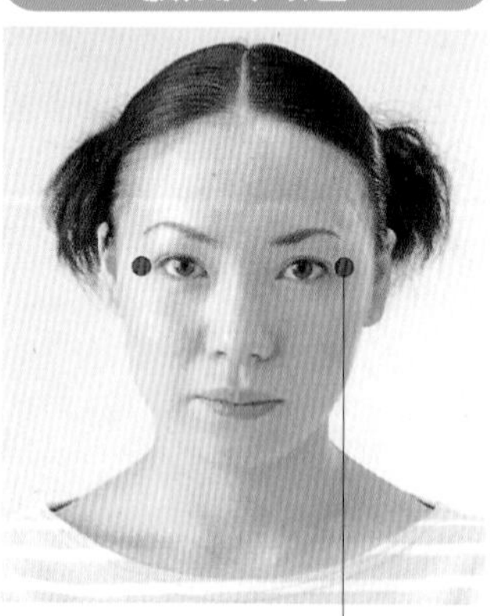

瞳子髎
眼尾外側陷凹處內。

聽會
小耳前方。

眼尾到耳的按摩

按摩眼尾到耳前之間的穴道。

①瞳子髎是位於眼尾外側陷凹處的穴道。

聽會是位於小耳前的穴道。

②左右瞳子髎各自用食指和中指交疊抵住，朝聽會穴稍微用力按摩，反覆進行4～5次。

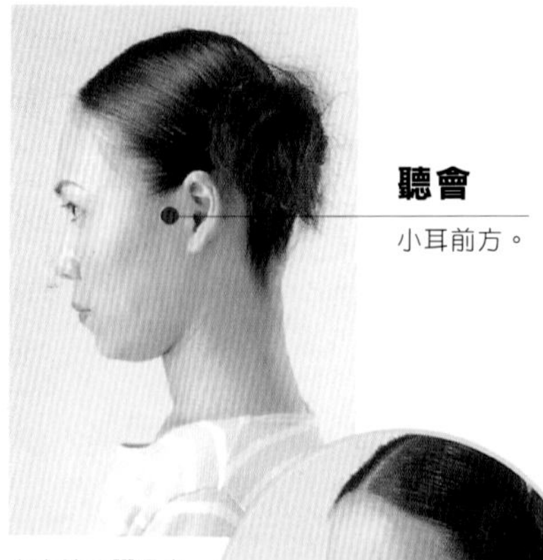

左右瞳子髎各自用食指和中指交疊抵住，朝聽會的方向，稍微用力按摩。

於手的小指指甲根部，近外側的穴道。

②用相反側的拇指與手指夾住無名指，指壓關衝穴（二指指壓）。以「1、2、3、4」的節奏指壓再放開，反覆進行4~5次。

③用相反側手的拇指與食指夾住小指，指壓少澤穴（二指指壓），以「1、2、3、4」的節奏指壓再放開，反覆進行4~5次。

左右都一定要進行指壓。

穴道體操……上明穴前傾，顴髎後仰

刺激耳朵與臉頰的兩個穴道的體操。

①上明穴位於眼上緣硬骨正中央的穴道。按壓該穴，連眼內都會覺得疼痛。顴髎則是位於顴骨下方陷凹處的穴道。

②左右的上明穴各自用拇指同時按壓，以「1、2、3、4」的節奏吐氣，頸部前傾，閉上眼睛。

③左右的顴髎穴各自用中指按壓，以「5、6、7、8」的節奏吸氣，頸部往後仰，睜大眼睛看天花板。

反覆進行數次。

臉的穴道
上明穴
眼上緣硬骨的正中央。
顴髎
顴骨下方的陷凹處內。
1
上明穴前傾
用拇指按壓上明穴，前傾。
2
顴髎後仰
用中指按壓顴髎，後仰。

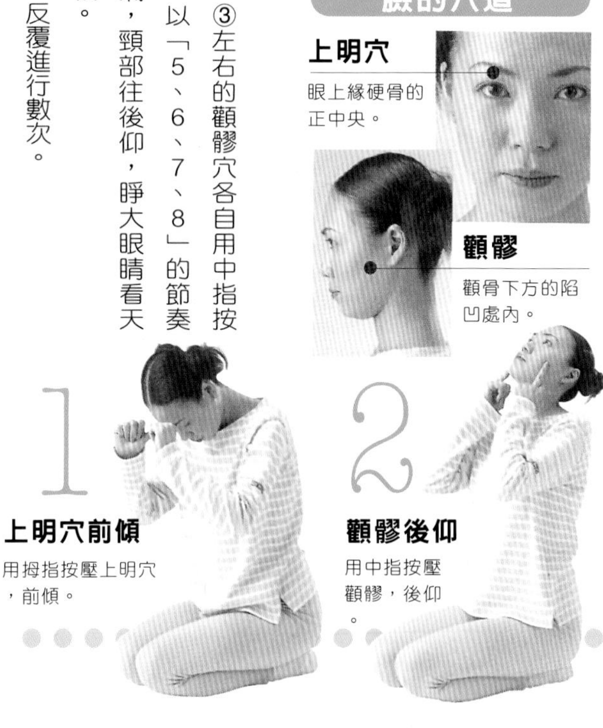

眼球運動的方法

1 2 雙手食指橫陳在眼前，上下移動，眼睛隨著手指轉動。

1 2 單手食指豎立，左右移動，眼睛隨著手指轉動。

1 2 單手食指豎立，移近、拉遠，眼睛隨著手指移動。

眼球運動

①正坐或坐在椅子上。

②雙手食指橫陳在眼前，慢慢上下移動，眼睛隨手指的動作轉動。

③豎立單手的食指，手指朝左右移動，眼睛隨著手指轉動。

④豎立單手的食指，手指移近、拉遠，眼睛隨著手指轉動。

頸部不動，只有眼睛隨著手指轉動。

老花眼是因為晶狀體失去彈力所致，刺激穴道能夠防止老花眼惡化。不要太早放棄，以實行按摩或指壓等來對抗吧！

（星）

防止白內障

充分運用手指，在某一程度上，能夠預防白內障。

白內障是晶狀體的老化現象之一。晶狀體產生代謝障礙、出現白濁的狀態，稱為白內障。

雖然不能酷使眼睛，但如果反而什麼也不做，就失去防止老化的意義了。充分運用手指，有助於預防眼睛的老化。根據資料顯示，如藝術家等經常使用手指工作的人，多半健康長壽。

裁縫、編織、彈鋼琴及繪畫等運用手指的工作，要盡量溶入生活中，對預防白內障十分有效。

按摩後的指壓法

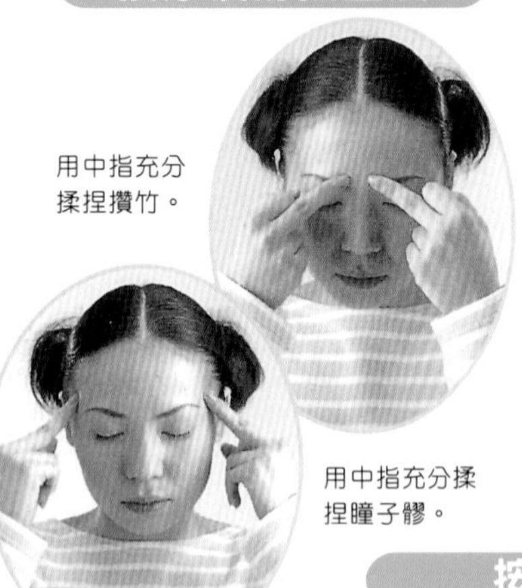

用中指充分揉捏攢竹。

用中指充分揉捏瞳子髎。

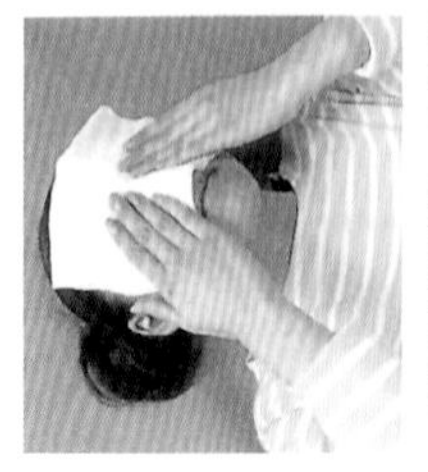

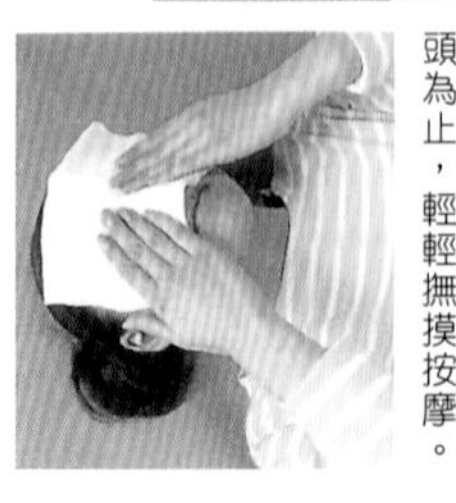

用食指充分揉捏四白。

按摩法

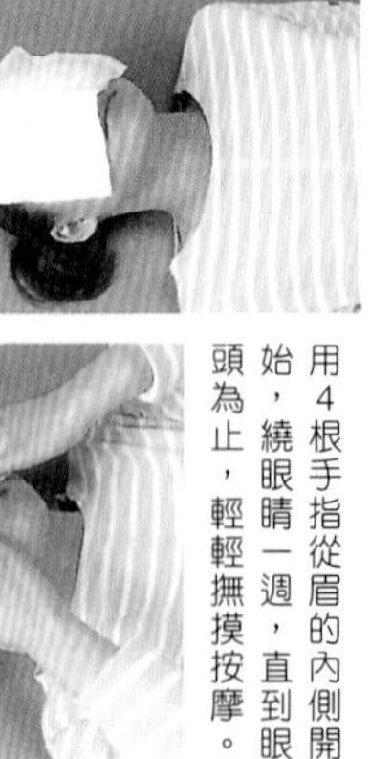

仰躺，用清潔紗布蓋住眼睛。

用4根手指從眉的內側開始，繞眼睛一週，直到眼頭為止，輕輕撫摸按摩。

臉的穴道

攢竹

位於眉毛最內側。

瞳子髎

位於眼尾外側陷凹處內。

四白

眼睛下緣硬骨中央下方約1cm處。

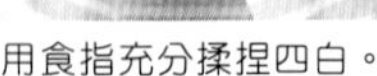

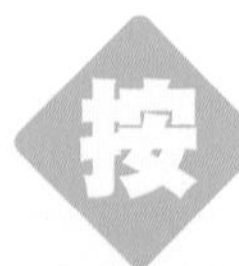

按摩眼睛周圍

沿著眼睛周圍的穴道進行按摩。

①攢竹位於眉毛最內側，按壓該穴，疼痛會傳到額頭的穴道。瞳子髎則位於眼尾外側陷凹處內。

四白位於眼下緣硬骨中央下方1cm處，按壓該穴，疼痛會傳到眼睛的穴道。

②仰躺，用清潔紗布蓋住眼睛。

③以食指和中指為中心的4根手指，從眉的內側開始，繞眼睛一週，輕輕撫摸到眼頭為止，進行按摩。

④按摩後，攢竹、瞳子髎用中指，四白用食指充分揉捏。

按摩前用熱毛巾熱敷眼睛周圍，能夠促進血液循環，增加按摩的效果。

穴道體操……上明穴閉眼前傾，四白開眼後仰

刺激眼上下兩個穴道的體操。

①上明穴位於眼上緣硬骨的正中央。按壓該穴，疼痛會傳到眼內的穴道。

四白則是位於眼下緣硬骨中央下方1cm處。按壓該穴，疼痛會傳到眼睛的穴道。

②左右上明穴各自用拇指指壓，以「1、2、3、4」的節奏吐氣，慢慢往前傾，閉上眼睛。

③左右四白各自用食指按壓，以「5、6、7、8」的節奏吸氣，頸部慢慢後仰，用力睜開眼睛，反覆進行4~5次。

臉的穴道

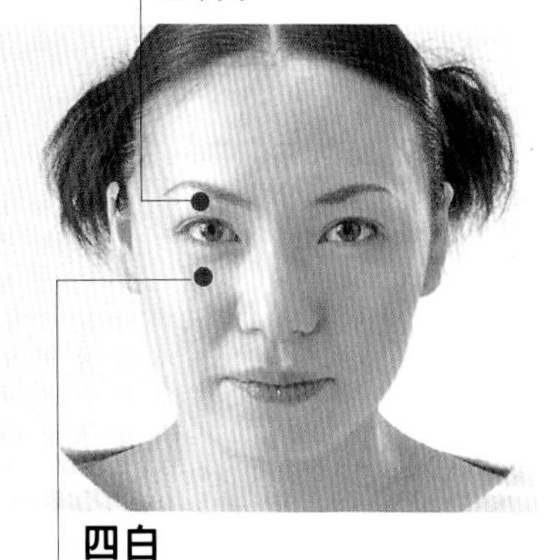

上明穴

眼上緣硬骨的正中央。

四白

眼下緣硬骨中央下方約1cm處。

穴道體操法

上明穴閉眼前傾

1 拇指各自抵住左右的上明穴。

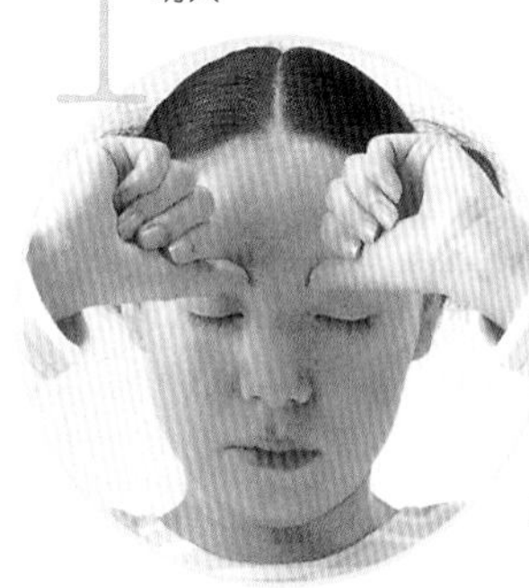

閉上眼睛指壓，慢慢的前傾。

四白開眼後仰

2 食指各自抵住左右的四白。

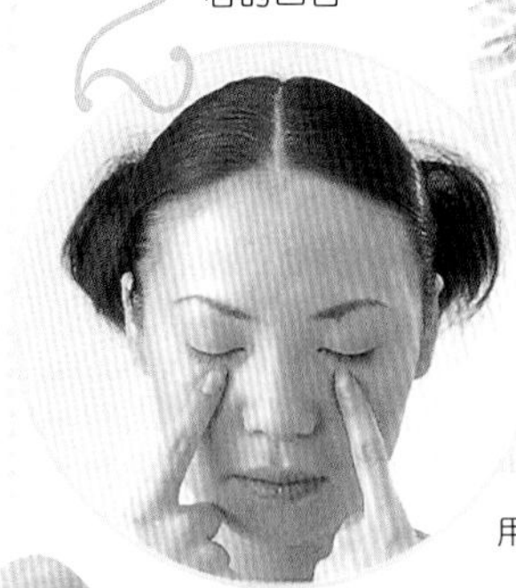

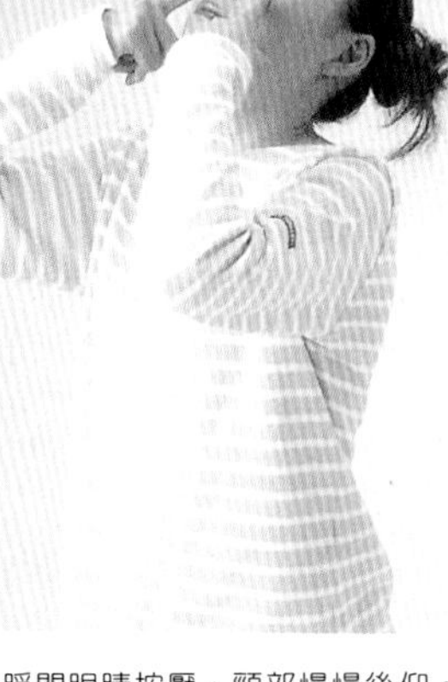

用力睜開眼睛按壓，頸部慢慢後仰。

用……拇指揉捏腳底

腳底有湧泉穴，位於腳趾彎曲時，形成的陷凹處內。

①坐在地上或椅子上。

②雙手拇指交疊，或用單手拇指充分揉捏湧泉。左右腳都要按摩。

（星）

腳的穴道與按壓法

湧泉

在腳底，彎曲腳趾時，形成的陷凹處內。

雙手拇指交疊，充分揉捏湧泉。

「八味丸」是有效治療白內障和老花眼的漢方名藥

服用八味丸，對於治療老人性白內障具有卓效。

八味丸對於約85%的老人性白內障患者都有效

四十五歲過後，容易罹患的老人性白內障，是指眼睛晶狀體周邊白濁的疾病。眼睛模糊，無法看清物體，視力也會減退。

晶狀體表面混濁，不如晶狀體內側和深側混濁的視力障礙嚴重。點眼藥的西方醫學，不如漢方治療有效。漢方治療能夠去除混濁，遏止白內障的惡化。

漢方藥中最具成效的是「八味丸」。這種名藥對於約85%的老人性白內障患者有效，也能治療老花眼。

服用八味丸，通常在六個月後，眼睛的混濁就會消失，視力也能夠恢復。

但是短期內能夠產生卓效的並不是晶狀體中開始混濁的核白內障，而是晶狀體周邊開始混濁的老人性白內障。

八味丸中所含的八種生藥

八味丸

乾地黃
牡丹皮
茯苓
山藥
炮附子
山茱萸
桂枝
澤瀉

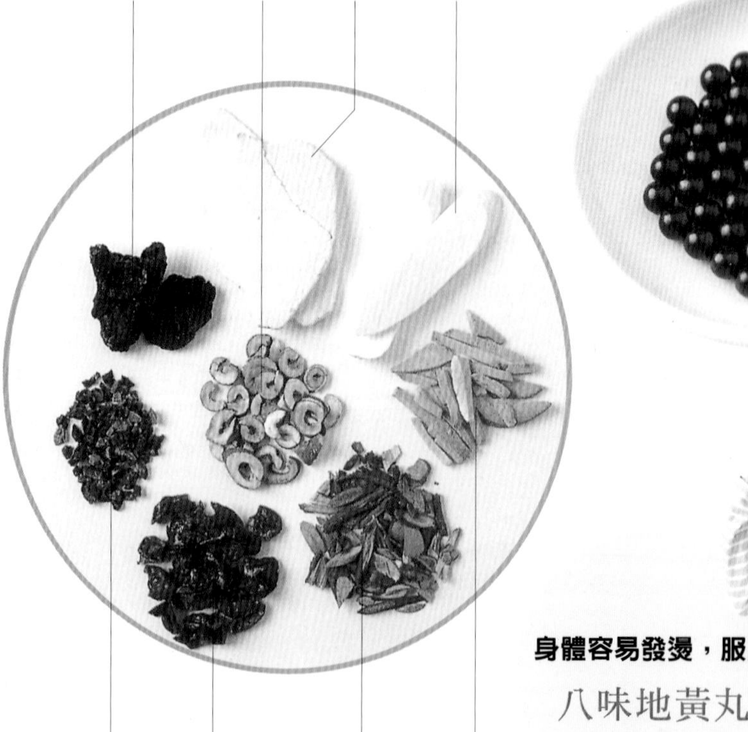

身體容易發燙，服用

八味地黃丸

引起消化不良時
可以併服
人參湯、安中散
、六君子湯

虛弱體質
六味丸

八味丸的服用方法

八味丸是乾地黃6.0g、桂枝、炮附子各1.0g、山茱萸、山藥、澤瀉、茯苓、牡丹皮各3.0g，磨成粉末，加入蜂蜜調製，捏製成黑色的小顆粒丸藥。

①八味丸一天60粒，分早、中、晚3次服用。

②八味丸所含的桂枝和附子具有溫熱身體的作用，平時身體容易發燙的人。身體可能會過熱，此時可以服用與八味丸同樣成分，煮過後，製成錠劑的八味地黃丸。八味地黃丸與八味丸相比，治癒率僅有60%，但作用較溫和。

③服用八味丸而引起消化不良或食慾減退時，可以併用人參湯或安中散、六君子湯等漢方藥。

人參湯中含有人參、甘草、乾薑、朮各3.0g。先服用人參湯，再服用八味丸，就能夠緩和胃的負擔。

安中散中含有桂枝、延胡索、牡蠣各3.0g、茴香、甘草、縮砂各2.0g、良薑1.0g；六君子湯中含有人參、白朮、茯苓、半夏各4.0g，陳皮、大棗、甘草各2.0g、生薑1.0g等成分，可以和八味丸併服。

能有效治療白內障的其它漢方藥

能夠有效治療白內障和老花眼的漢方藥不只是八味丸而已，尚有六味丸（八味丸中去掉桂枝、附子的漢方藥）及柴胡桂枝乾薑湯（柴胡6.0g、桂枝、黃芩、括呂根、牡蠣各3.0g、乾薑、甘草各2.0g）等。

①六味丸能夠有效治療虛弱體質及胃弱等症狀。

②早起時，具有口中發黏，右肩痠痛，右側腹疼痛等症狀的人，最好服用柴胡桂枝乾薑湯。

上述任何一種漢方藥都能有效治療白內障和老花眼，亦能治療視力減退。

（山之內）

右肩痠痛時
柴胡桂枝乾薑湯

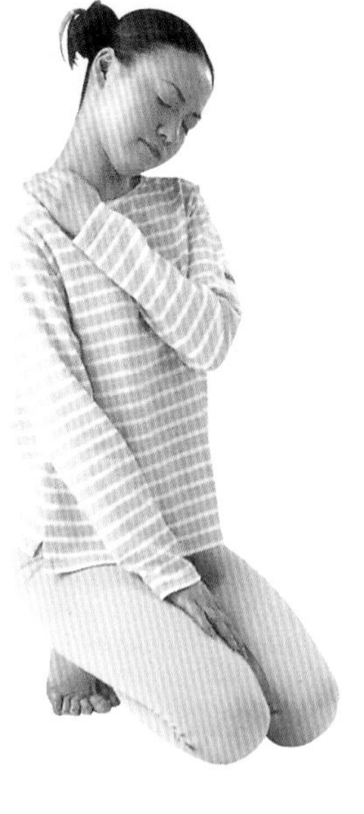

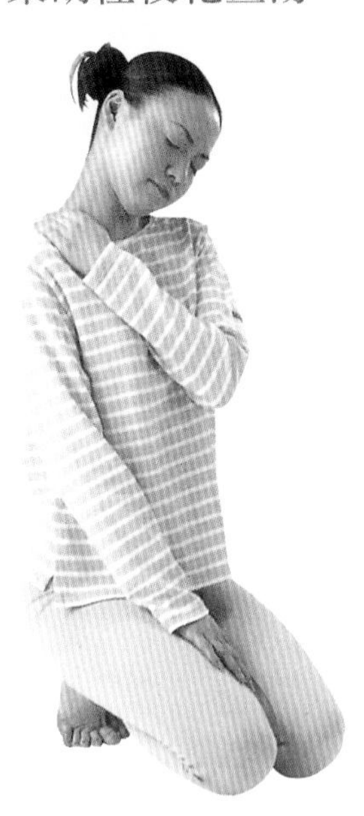

右腹部疼痛時
柴胡桂枝乾薑湯

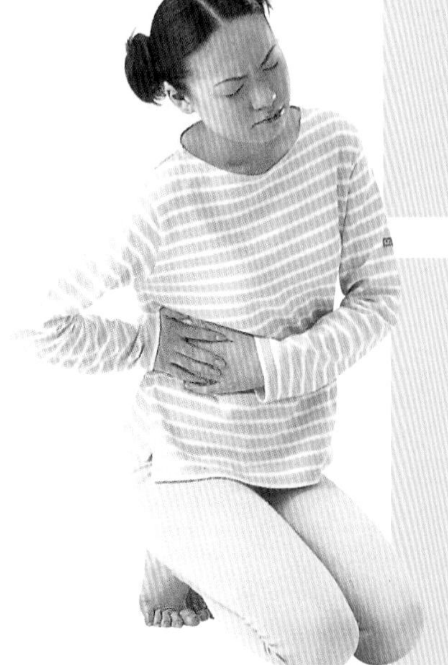

防止眼睛老化及白內障的食物營養素

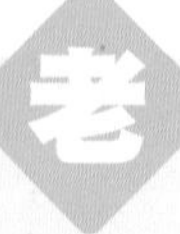

老花眼與營養素

眼睛構造複雜，對於攝取的營養素也會產生敏感的反應。老花眼是眼睛老化的現象，而為了防止全身的老化，營養必須均衡，尤其是與眼睛老化有密切關係的維他命A，維他命B群及蛋白質等都是不可或缺的。

維他命A是在「暗順應」這種在暗處看東西時使用的營養素，一旦缺乏時，就會導致「夜盲」。罹患老花眼，在暗處視力較弱。容易罹患老花眼的年齡，大約從40歲開始，因此，要格外謹慎，不可忽略維他命A的攝取。

維他命B_1、B_6、B_{12}稱為神經維他命，是使神經代謝旺盛的重要營養素，也是視神經不可或缺的營養源。維他命B_2在網膜感光時具有重要作用。蛋白質則是掌管調節機能的晶狀體和睫狀肌的主要成分，一旦缺乏時，就會使老花眼提早形成。

維他命A的有效攝取法

肝臟、鰻魚、奶油及蛋黃等富含維他命A。雞肝中含有4萬7000IU；豬肝中含有4萬3000IU；牛肝中含有4萬IU，皆可謂維他命A的集合體，含量豐富。此外，如胡蘿蔔、小油菜、菠菜、南瓜等黃綠色蔬菜中所含的胡蘿蔔素，在體內也會轉變成維他命A。

但是胡蘿蔔素的吸收、利用需要油脂，因此，維他命A屬於脂溶性維他命，所以運用油脂調理，就能夠有效吸收、利用。

維他命B的有效攝取法

強化米、小麥胚芽、豬肉、海苔、芝麻、花生、糙米及大豆等富含維他命B_1。強化米、海苔、肝臟、乾香菇、海帶芽、納豆、雞蛋及綠色蔬菜等富含維他命B_2。

大豆等豆類和豆製品及肝臟、鯖魚、鮭魚富含維他命B_6。肝臟、鯖魚、沙丁魚及鯡魚則富含維他命B_{12}。

維他命B群易溶於水，無法儲存在體內，所以與其一次大量攝取，不如每天攝取必要量即可。

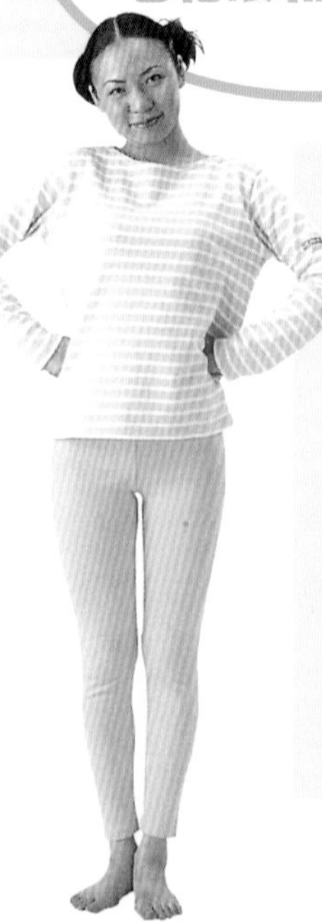

防止老花眼、視力減退的食品

預防在黑暗中視力減退
（100 g 中的含有量　單位IU）

	食品	含有量
A效力	雞肝	4萬7000
	鰻魚	4700
	胡蘿蔔	4100
	蛋黃	1800
	小油菜	1800
	菠菜	1700

提高視神經的功能
（100 g 中的含有量 單位…B_1、B_6=mg B_{12}=μg）

	食品	含有量
維他命B群	B_1	
	強化米	125
	豬腿肉	1.13
	芝麻	0.95
	B_6	
	牛肝	0.83
	大豆粉	0.8
	鮭魚	0.75
	鯖魚	0.7
	B_{12}	
	牛肝	110
	牡蠣	15
	鯡魚	6
	鯖魚	5

晶狀體和睫狀體的主要成分
（100 g 中的含有量 單位…g）

	食品	含有量
蛋白質	雞胸肉	23.7
	煮大豆	16
	鬆軟白乾酪	12.3
	豬腿肉	20.4
	鮭魚	20.7
	豬肝	20.4
	蛋	12.3
	豆腐	6.8

蛋白質的有效攝取法

魚、肉、蛋、肝臟、乳酪、大豆及大豆製品富含蛋白質。與其以一種食物為蛋白質源，不如綜合攝取多種食物，更能提高蛋白質的功效。

防止及助長白內障的食品

老人性白內障是晶狀體老化、白濁的疾病，身體的老化則是因為氧化促使的。體內細胞膜中的不飽和脂肪酸與活性氧結合形成的「過氧化脂質」，會加速動脈硬化，破壞細胞膜等，與老花眼具有密切關係。

欲預防白內障，就要防止晶狀體氧化，尤其要減少攝取過氧化脂質，防止其在體內生成。

還好維他命B_2具有預防、分解過氧化脂質及生成的作用。維他命E具有預防不飽和脂肪酸氧化的功能；維他命C具有防止氧化的作用。充分攝取這些維他命和晶狀體的主要成分蛋白質，就能夠提高預防效果。

防止氧化的維他命攝取法

①強化米、海苔、肝臟、乾香菇、海帶芽、納豆、雞蛋、沙丁魚、鯖魚及綠色蔬菜中富含維他命B_1。因屬耐熱，可溶性維他命，因此，加熱調理時的湯汁也可以利用。

②綠色蔬菜、花菜、高麗菜、甘藷、馬鈴薯、草莓、柿子及柑橘類等水果中富含維他命C。易溶於水，不耐熱，與其長時間煮：不如生食、油炸、炒，做短時間的調理，損失較少。又由於烹煮的過程中容易流失，所以生食時，可大量食用，反而能攝取到更多的維他命C。尤其是芋類，加熱的損失較少，製成醃漬菜等，維他命C不易流損。

③小麥胚芽油、植物油、鰻魚、鰹魚、鮪魚、鯖魚、芝麻和杏仁等種子類及大豆等豆類以及糙米中富含維他命E。利用植物油調理或使用種子類做成涼拌菜、下酒菜、點心、豆類料理等，平時餐桌上應常設。

有助於預防白內障的食品

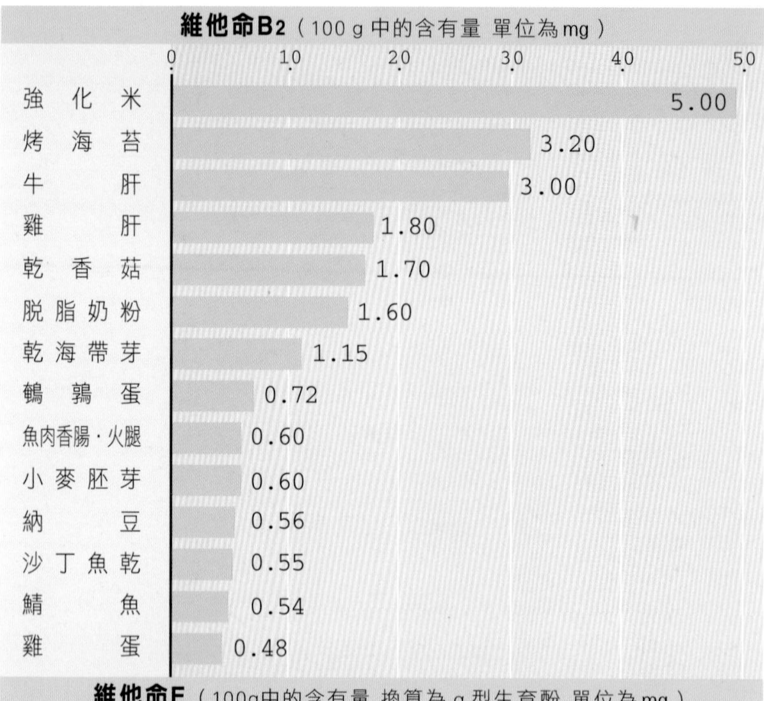

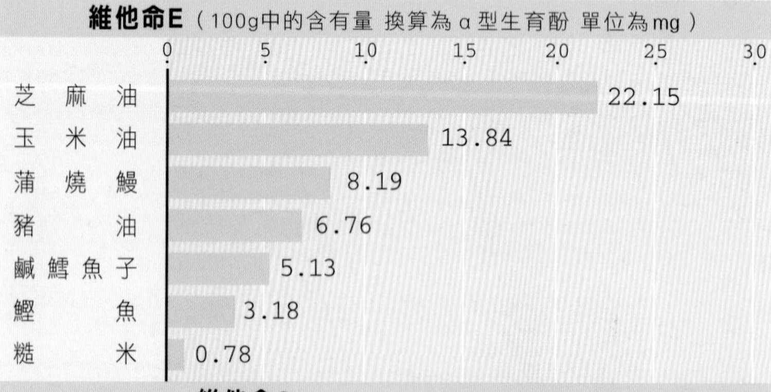

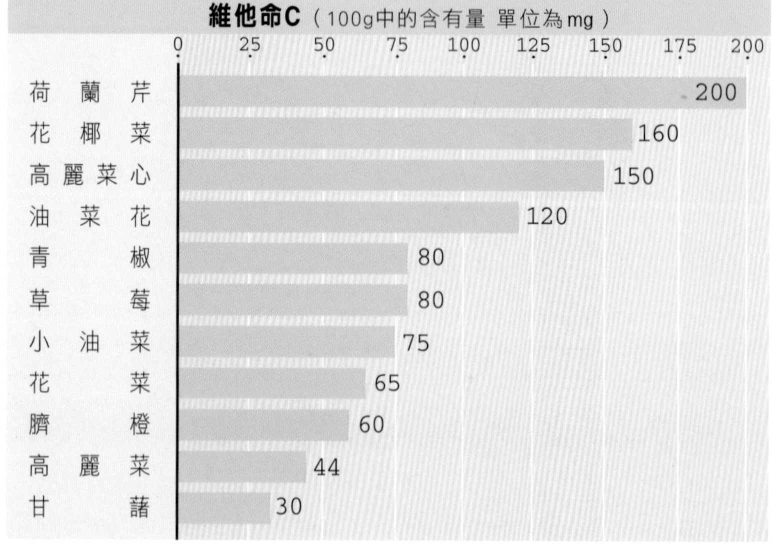

（根據「四訂日本食品標準成分表」「神奇的維他命E效果」<主婦之友社>）

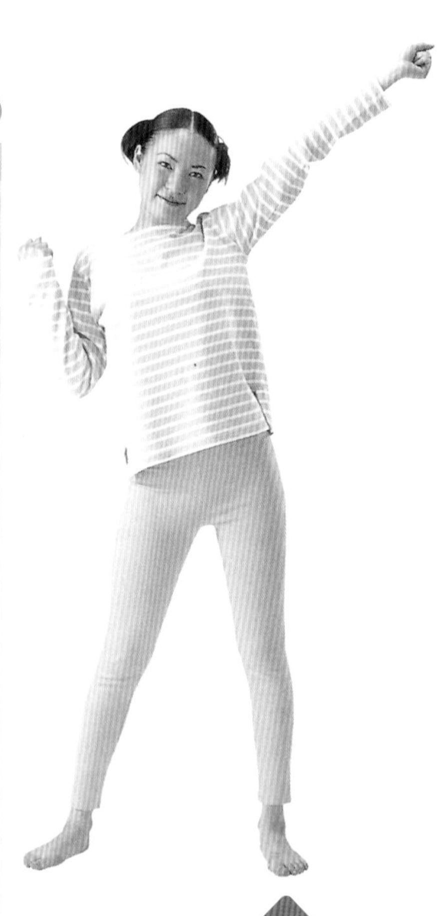

減少引發白內障不良影響的食物的祕訣

過氧化脂質是使用老舊油脂的油炸食品或老舊的油炸菜和魚乾等老舊油脂中含量較多的物質。

尤其植物油或魚中所含的脂肪，一旦老舊，過氧化脂質就會增加，因此，油脂要在短時間內用完。購買新鮮的魚，生食或縮短加熱時間的烹調方式，這些都很重要。

料理名	食品名	作法與重點
飯	糙米或胚芽米	★烤油豆腐塊 用滾水澆淋後再烤。稀釋醬油是由海帶高湯調拌而成的。風味極佳，而且低鹽。 ★菠菜拌炒蛋 煮過的菠菜用乳瑪琳略炒，用柔軟的炒蛋涼拌，用小油菜、中國菜代替也很美味。
味噌湯	海帶芽、蔥、味噌、高湯	
烤油豆腐塊添上白蘿蔔泥	油豆腐塊、白蘿蔔、薑、稀釋醬油	
菠菜拌炒蛋	菠菜、蛋、乳瑪琳、砂糖、鹽	
一夜醬菜	小黃瓜、鹽	
水果	橘子	

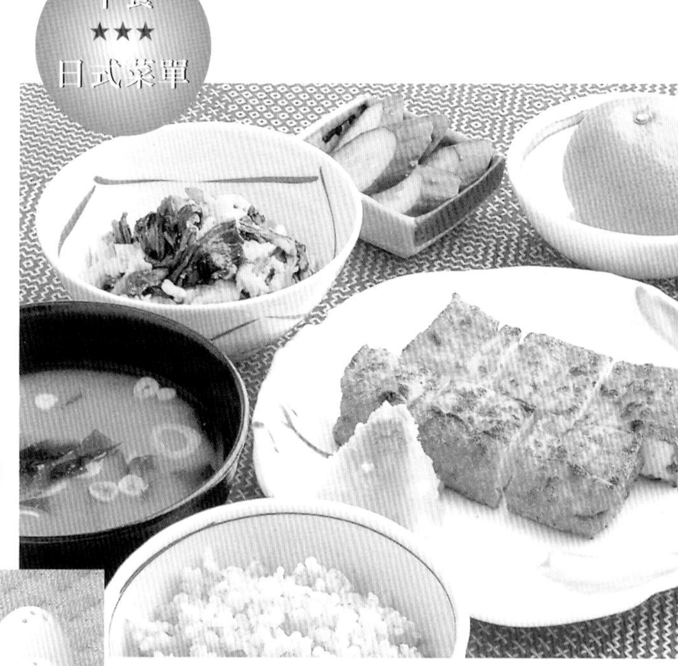

為避免缺乏蛋白質、維他命A、B_1、B_2、B_6、B_{12}、C、E這些營養素都要納入菜單中。

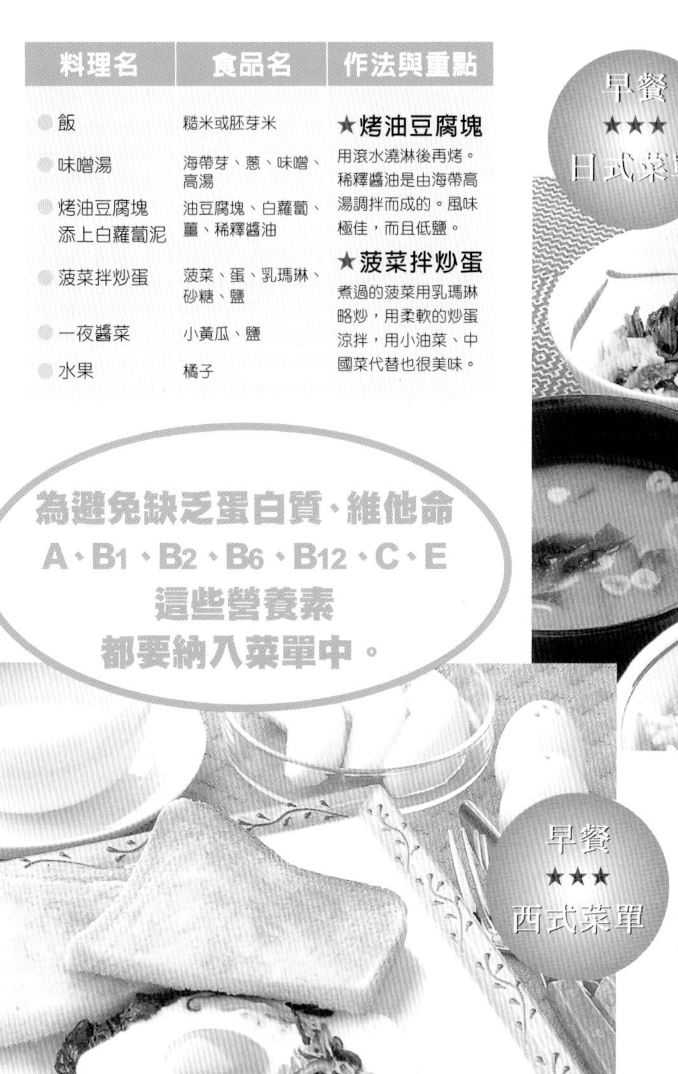

料理名	食品名	作法與重點
烤吐司麵包	吐司麵包、乳瑪琳	★ 巢中蛋 菠菜略燙，切成3cm長。胡蘿蔔、香菇切絲，用植物油炒。加入菠菜，略微混合，中間凹下，打入蛋，燜成半熟蛋。
巢中蛋	菠菜、胡蘿蔔、新鮮香菇、蛋、植物油、鹽、胡椒	
奶茶	牛乳、紅茶	
水果	蘋果	

保持年輕視力的菜單與技巧

欲保持年輕、閃耀光輝的眼睛，要特別補充能夠防止眼睛老化的蛋白質和維他命A、B_1、B_2、B_6、B_{12}、C及E。

以下是一日所需食品的菜單參考，可以多在上面下工夫。

①成人男性一日蛋白質的需求量為70g，女性為60g。一日1個雞蛋、80g肉類（大塊的魚肉一塊），豆類方面則為豆腐100g（1/3塊）與味噌15g（1大匙）、牛乳1瓶（200c.c）為攝取的標準。此外，飯和蔬菜中含有70g的蛋白質。

②成人男性維他命A的所需量2000IU，女性為800IU。一日必須攝取30g的胡蘿蔔和50g的小油菜，即含有2000IU以上。加上10g的奶油，攝取量就足夠了。可以提高胡蘿蔔素（在體內會轉變為維他命A）的吸收及利用。若是當成蛋白質源攝取，攝取1個蛋，同時能夠補給蛋中所含的300IU以上的維他命A。此外，50g肝臟可以攝取到2萬IU以上，一次可以攝取到10日份的量。

③成人男性維他命B_1的所需量為0.7~1.0，成人女性為0.6~0.8mg。一日攝取80g的豬

料理名	食品名	作法與重點
飯	糙米或胚芽米	★炒肝臟 切片的肝臟，用醬油及蒜末、薑末醃漬15分鐘。肝臟放入煎鍋中炒，蔬菜略炒，加入鹽、胡椒調味。 ★肝臟料理的祕訣 購買新鮮的肝臟，用冷水漂洗，去除血漬。放入擺了牛乳和香味蔬菜的醃漬汁中醃漬，就能去除腥臭味。
炒肝臟	豬肝．豆芽菜、韮菜、蒜、薑、植物油、醬油、鹽、胡椒	
奶油煮甘藷	甘藷、牛乳、砂糖	
一夜醬菜	茄子、小黃瓜、鹽	

午餐
★★★
日式菜單

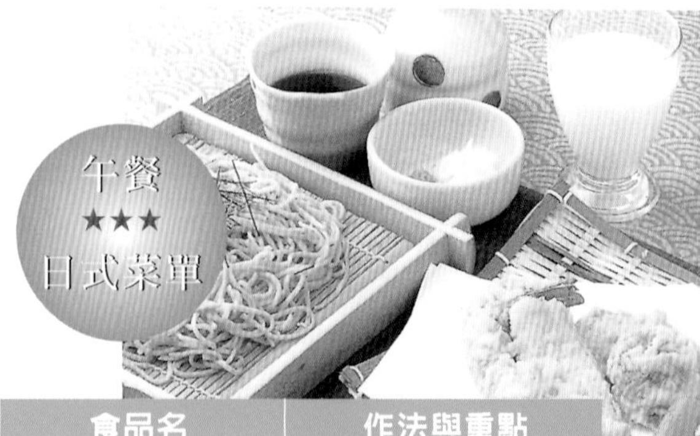

午餐
★★★
西式菜單

料理名	食品名	作法與重點
日本蕎麵	熟蕎麵、海苔、蔥、山葵、沾汁、高湯、醬油、料理米酒	★油炸菜 單品的量較少，以魚貝類、芋類、黃綠色蔬菜、淡色蔬菜、菇類等搭配組合，可以攝取到不同的種類。 ★牛乳 可以做成牛乳凍。
油炸菜	蝦、花枝、甘藷、蓮藕、小青椒、新鮮香菇、麵粉、植物油	
牛乳	牛乳	

料理名	食品名	作法與重點
飯	糙米或胚芽米	★鮭魚排 鮭魚撒上鹽、胡椒，擱置待用。鮭魚瀝乾水分，兩面沾麵粉，用乳瑪琳煎。盤中鋪上生菜，鮭魚置於上方。添加檸檬和荷蘭芹。 鮭魚排可以做成醋漬沙丁魚或竹筴魚，搭配馬鈴薯、沙拉。
味噌湯	豆腐、海帶芽、味噌、高湯	
鮭魚排	新鮮鮭魚、生菜、檸檬、荷蘭芹、麵粉、乳瑪琳、鹽、胡椒	
生菜沙拉	高麗菜、西洋芹、小黃瓜、番茄、沙拉油、醋、鹽、胡椒	
水果	葡萄柚、蜂蜜	

晚餐
★★★
日式菜單

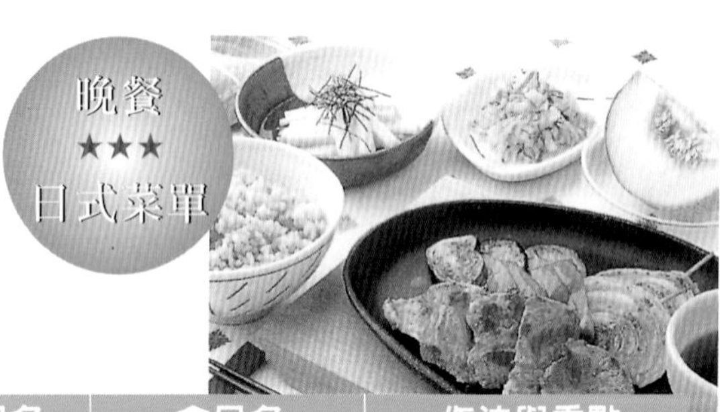

晚餐
★★★
西式菜單

料理名	食品名	作法與重點
飯	糙米或胚芽米	★日式鐵板燒 肉、黃綠色蔬菜、淡色蔬菜等各類混合，使用牛肉、雞肉或魚貝類等皆可。可以做成火鍋。 ★糖醋山藥 山藥切片，泡在醋水中去除澀液。瀝乾水分，用調和醋醃漬。不加砂糖的酸山藥也很可口。
日式鐵板燒	豬腿肉、青椒、洋蔥、茄子、植物油、稀釋醬油、檸檬汁	
糖醋山藥	山藥、烤海苔、醋、鹽、醬油、砂糖	
現做醬菜	高麗菜、青紫蘇葉、鹽	
水果	哈蜜瓜	

腿肉、煮大豆50g、煮過的菠菜50g、米糠醃小黃瓜30g，就可以達到1.0mg以上。米糠醬菜100g中，含有2.5mg的維他命B_1，因此，米糠醬菜是十分良好的補給源。

④維他命B_2的所需量成人男性為1.0~1.3mg，成人女性為0.8~1.1mg。鯖魚80g、納豆50g、烤海苔1g、蛋50g。煮過的茼蒿50g、煮過的芋頭100g、炒過的杏仁20g，荷蘭乾酪攝取20g，就能達到1.3mg以上。不過，如果不慎，容易缺乏維他命B_2，所以要盡量攝取。

⑤維他命C的所需量成人男性和女性皆為50mg。煮過的花椰菜100g、炒青椒70g，可以攝取到50mg以上。此外，草莓或奇異果100g，可以攝取到80mg。甜柿100g，可以攝取到70mg。臍橙100g，可以攝取到60mg。在甜點中加入這些水果，就可以攝取到所需求量，同時也是較容易攝取到的維他命。

⑥維他命B_6、B_{12}、E並沒有規定所需量，但是對於代謝而言，非常重要。因此，這些維他命含量豐富的食品，每天至少要攝取一種。維他命B_6可以藉著腸內細菌的功能，在體內合成。食物纖維較多時，腸內細菌的功能旺盛，所以，要多攝取含有食物纖維的食品。

（落合）

治療頑固的
眼睛疲勞、
令人擔心的
視力減退

理論篇

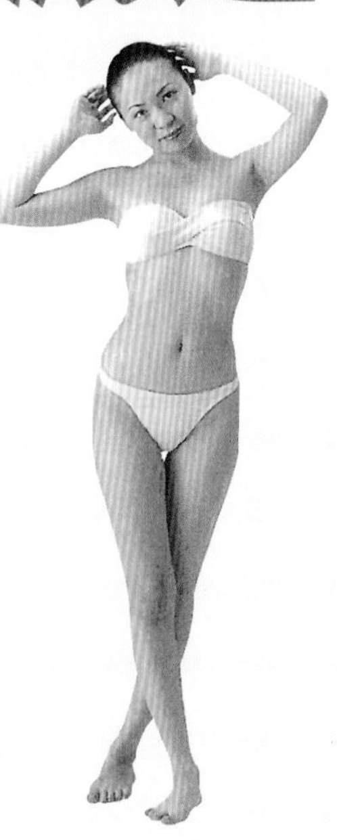

必須了解的眼睛構造與作用

瞳孔是「光圈」，角膜是「透鏡」

我們的眼睛應該是很大的，因為和乒乓球非常類似。通常我們看到只是在上下眼瞼（上眼瞼、下眼瞼）之間的部分，大部分都隱藏在稱為眼窩的圓錐形骨圍繞的洞中，根本看不見。

肉眼可見的眼睛部分

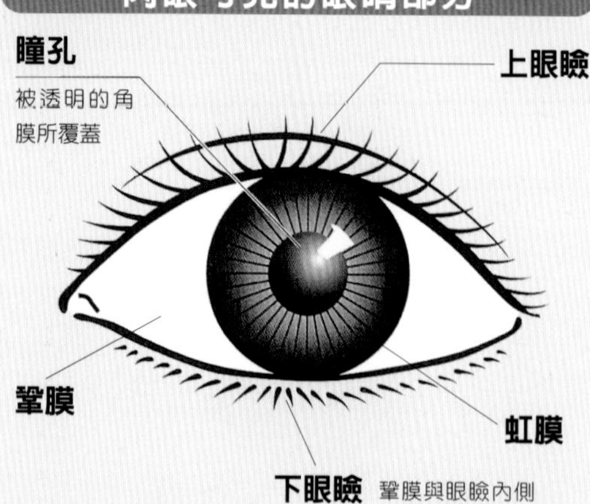

對著鏡子看看自己的眼睛。從眼瞼看到的眼睛的中心是小而黑的圓形，即瞳孔。圍繞在其周圍的黑褐色部分是虹膜。瞳孔和虹膜都是由稱為角膜的透明薄膜所覆蓋，給予保護。黑眼珠指的就是這個部分。

角膜和鞏膜維持眼球的形狀，同時也是光的入口，具有折射光的凸透鏡的作用，因此，角膜歪斜或受損，產生混濁時，就會導致散光或屈光不正。而且會形成彷彿透過毛玻璃視物的狀態，引起視力減退。

瞳孔內部的瞳孔括約肌和散大肌的肌肉，具有使瞳孔收縮或擴張的作用。收縮時，射入的光量減少，擴張時，光量增多，具有如照像機光圈般的功能。

眼瞼內側的表面，被結膜覆蓋。這層薄膜也延伸至眼球，形成球結膜，覆蓋鞏膜。

眼球壁面有三層構造

六十一頁圖所示的是將眼球水平2等分時的切面圖。對照此圖，說明眼內的構造和作用。

瞳孔周圍的虹膜與睫狀體相連，睫狀體形成環狀，圍繞著晶狀體。睫狀體會產生稱為睫狀韌帶（秦氏帶）的無數纖維與晶狀體相連。睫狀體後側形成脈絡膜，脈絡膜的內側與視網膜相連。

虹膜、睫狀體、脈絡膜具有許多色素，許多血管也具有共通的性質，因此，總稱為葡萄膜。葡萄膜褐色的色素較多，且多數血管縱橫遍布。

睫狀體具有製造稱為房水的透明液體的作用。房水在眼球內循環，供給晶狀體和角膜營養及氧，也具有去除老廢物的功能。

另外，亦可將營養和氧送入脈絡膜和視網膜，排出老廢物。

晶狀體能自由變化透鏡厚度的理由

深入瞳孔探索。虹膜後側有晶狀體，與其內部相連的是膠狀的玻璃體。兩者都是透明的，因此，由瞳孔射入的光，能夠沒有阻礙的到達玻璃體後方的視網膜。

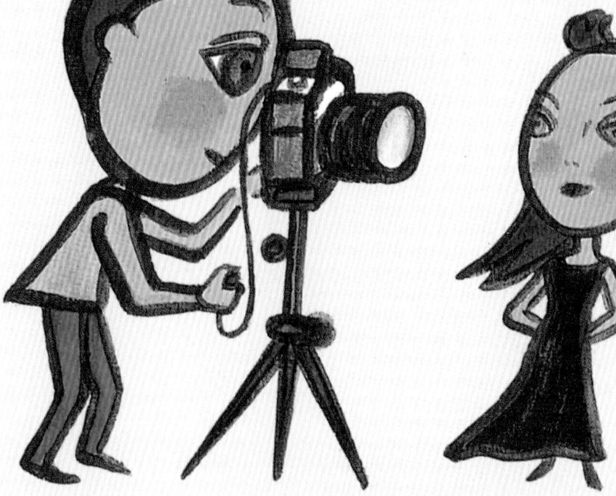

晶狀體垂掛在稱為睫狀韌帶的無數細小帶下方，保持一定的位置。

睫狀體有稱為睫狀肌的肌肉。睫狀肌的收縮、鬆弛促使晶狀體拉長、變薄、膨脹。晶狀體厚度的改變，會改變光折射的程度。藉此使得遠見的物體能夠對合焦距。在眼球內，晶狀體相當於照像機的透鏡。

晶狀體是由富有彈性的纖維構成，因此，能夠自由變化厚度。

這是照像機的透鏡無法比擬的，足見其精巧。

在晶狀體後方的玻璃體，幾乎都是由水分構成的膠狀物質。能夠使視網膜保持固定的位置，能夠防止外界的異物侵入視網膜。

眼球的水平切面

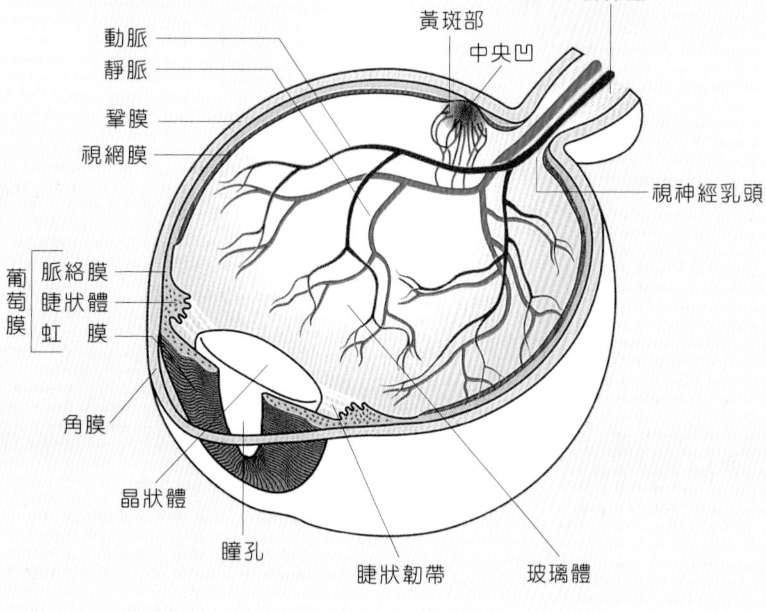

理論篇

用眼底鏡從瞳孔觀察到的視網膜（眼底）

鼻側

視神經乳頭

中央凹

靜脈

動脈

黃斑部

視網膜是成像的高感度底片

由瞳孔進入的光，通過晶狀體、玻璃體，在視網膜成像。視網膜具有如照像機底片般的作用。其功能較底片複雜，構造十分精巧。

視網膜是被脈絡膜和玻璃體夾住的薄膜，最薄處甚至不足0.1mm，最厚也只有0.2mm。這層薄膜共有10層，足以想見其構造之複雜。

捕捉來自外界的光，使其在視網膜上成像的，就是感光細胞。感光細胞有錐狀纖維細胞和桿狀纖維細胞兩種。

錐狀纖維細胞在明亮處發揮作用，能夠分辨物體的形狀和顏色，桿狀纖維細胞則在暗處發揮作用，只能感受到光的明暗。錐狀纖維細胞聚集在視網膜的中心部，桿狀纖維則多分布在周邊位置，分布的方式也不同。中心部的視力為1.2～1.5，周邊的視力則會急速減退，理由即在於此。

上圖是利用眼底鏡觀察到的視網膜。中心稍近鼻側，有血管和神經纖維集中的視神經乳頭。視網膜的視神經接收到的光的刺激，通過神經纖維，聚集在視神經乳頭，經由視神經傳達到腦。

視網膜中心是黃斑部。黃斑部與視網膜其他部分相較，在自然光下看到的是黃色的物體，因此，稱為黃斑部。正中心有稱為中央凹的小陷凹處。

中央凹聚於錐狀纖維細胞，視力最好。

我們的眼睛不過是直徑約2.4cm的小球，但是我們獲得的情報，多半必須經由這個小巨人之手取得，因此，就算只出了一點小毛病，也可能會引起非常嚴重的事態。

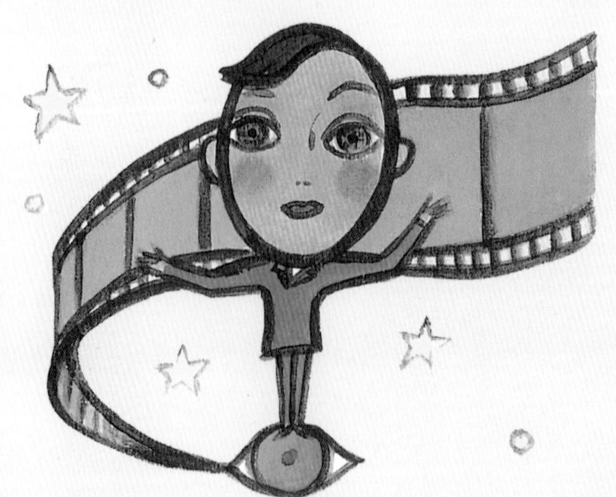

老花眼、白內障的形成原因

晶狀體特別容易老化

嬰兒水亮新澄的眼睛和老人的眼睛相比，老人的眼睛缺乏彈性，眼白部分失去透明感。和斑點或皺紋等皮膚出現的大變化似乎無可比擬，但是，調查眼球中和眼睛機能本身即可發現，從四十歲開始，眼睛就已經明顯呈老化狀態，具有不亞於皮膚的變化。

具有透鏡功能的晶狀體，格外容易老化。

先前已經敘述過，晶狀體是由富有彈性的透明纖維所構成，能夠膨脹或變薄，具有使光折射的作用。年輕時，彷彿皮膚具有彈性般，晶狀體亦富有彈性。但是隨著老化，晶狀體會逐漸失去彈性，無法充分增加厚度，調節率衰退，促使老花眼的形成。睫狀肌的功能也退化，更加速調節率的衰退。

另外，晶狀體的透明度會因為老化而變差，逐漸白濁，使得由瞳孔進入的光，很難到達視網膜，形成白內障。在成人病中，與老花眼並稱為最普遍的疾病。

「排水」不良引起的綠內障（青光眼）

眼中的壓力，即眼壓過高時，造成視野異常的疾病，稱為青光眼。眼壓上升，是因為在眼球中循環，送入氧和營養的房水，無法從「排水溝」流出而造成的。

此排水溝正確的說法是房角，位於前房的角落。房角具有過濾房水的肩角纖維柱帶，其深處與施萊母氏管（鞏膜靜脈管）相連，圍繞房角。房水的「排水」不良，就是因為房角纖維柱帶與施萊母氏管壁老化，抵抗增強，以及房角愈來愈狹窄，隨著年齡的增長，引起閉塞狀態所致。

房水與年輕時相比，變得更黏，很難流出。如同血液變黏，很難流出，造成動脈硬化一般，房水也會出現同樣的現象。

老化會使玻璃體萎縮

晶狀體後方的玻璃體也會受老化的侵襲。玻璃體幾乎都是由水分構成的膠狀組織。含有透明質酸及膠原纖維等纖維組織。此膠質狀態會因為老化而部分溶出，造成水積存，滲透至玻璃體外，致使玻璃體萎縮，從視網膜開始剝落。此時視網膜微小的血管會斷裂出血，形成黑影，出現在眼前，即飛蚊症的現象。

飛蚊症中最危險、最激烈的症狀即下面敘述的視網膜剝離。

視膜剝離的危險

老化造成的玻璃體變化，會波及到視網膜。

老化時，玻璃體會萎縮，與玻璃體相連的視網膜也會被拉扯，致使視網膜較弱處開孔，血管斷裂，就會導致飛蚊症。

周邊部的視網膜會引起飛蚊症，當然也可能會出現在中心部，稱為視網膜黃斑部裂孔。玻璃體的液體會從這個孔流到視網膜後側，引起視網膜剝離。

檢查眼底，能夠了解隱藏成人病

眼睛也會出現動脈硬化或高血壓等血管循環器官的變化，所以經由人體檢查，即可推斷全身狀態。

引起動脈硬化的人的眼底（眼球內視網膜的部分），在動脈、靜脈交叉的部分，靜脈受到動脈壓迫，會變細、扭曲。動脈容易反射光，因此，看起來會泛白、具有光輝。

罹患高血壓的人的眼底，因高血壓程度不同，有時連動脈都會出現扭曲，整體變細。

此外，視網膜可能還會有出血和出現白色斑點的現象。

腦出現暫時循環障礙的腦暫時性缺血發作（TIA）時，眼前會看到閃光。TIA可以視為腦梗塞的前驅症狀，閃光也可以算是腦梗塞發現的線索之一。

長期罹患糖尿病，沒有接受適當的指導和治療，會引起白內障，視網膜出現微小血管瘤或出血、白斑等。症狀惡化時，視網膜會變性，出現視網膜剝離的現象，甚至導致失明。糖尿病所引起的視網膜病變，稱為糖尿病性視網膜症。

眼睛容易引起成人病之處

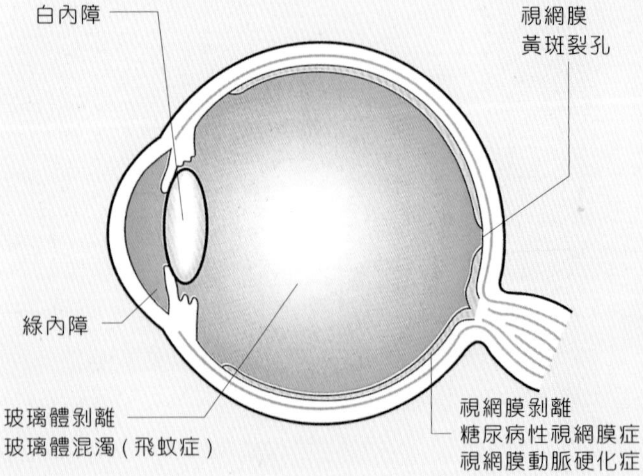

白內障
視網膜
黃斑裂孔
綠內障
玻璃體剝離
玻璃體混濁（飛蚊症）
視網膜剝離
糖尿病性視網膜症
視網膜動脈硬化症

容易誤為眼睛疲勞或老花眼的危險疾病

眼睛疾病中，容易被誤以為是眼睛疲勞或老化現象，而忽略初期症狀的危險疾病，可能會因為瞬間的錯誤而引發嚴重的後果，一定要學會分辨危險的疾病。

容易和眼睛疲勞、老花眼混淆的眼睛疾病

①綠內障（青光眼）是在眼球內循環的房水排出障礙，導致眼壓上升，如果延誤治療時間，可能會引發失明的危險。

可分為急性與慢性。

慢性的青光眼，初期症狀有眼睛容易疲勞、眼睛模糊及頭痛等。

年屆中高齡，眼壓測定和眼底檢查也要當成健康診斷的檢查項目之一。

②視網膜剝離相當於照像機底片的視網膜剝落的疾病。引起視網膜剝落的場所位於視網膜下方。有時剝落較慢，會出現疲勞等的症狀。前驅症狀則是眼前看起來有黑影或突然有閃光出現，因此，在視野有缺損前，最好及早診治。

③中心性視網膜症是視網膜中心部的黃斑部剝落的疾病。有時會出現眼睛容易疲勞或彷彿老花眼無法看清近物的症狀。而且東西看起來比實際的小或呈扭曲狀，或者物體的中心看起來較暗。

④慢性結膜炎則是病毒或細菌感染、過敏或化學藥品的汙染等引發結膜發炎。會出現眼睛容易疲勞、睜不開等症狀。另外，結膜會充血，有眼屎。

⑤上皮性角膜炎是病毒或細菌的感染、過敏、淚腺分泌異常、異物侵入等引起的。除了眼睛容易疲勞、怕光、傍晚時眼睛發紅等症狀外，尚有眼球不能轉動、疼痛等現象。

疑似全身疾病的眼睛症狀

①罹患糖尿病者，血糖值突然升高，眼睛會產生疲勞感，無法看清近物。數了老花眼鏡就可以看清楚，因此，很容易被誤認為是老花眼。

糖尿病患者及年過中年的人，在配眼鏡前，最好先接受眼科醫師的診察。

②自律神經失調症或神經症、低血壓症等也會出現眼睛疲勞、頭痛、肩膀痠痛等與眼睛疲勞十分相似的症狀。

③荷爾蒙平衡失調導致的更年期障礙，也會出現眼睛容易疲勞、頭痛、肩膀痠痛等症狀。

容易和眼睛疲勞及老花眼混淆的疾病

病名	症狀	原因、特徵
初期綠內障（青光眼）	眼睛疲勞　眼睛疼痛　眼睛模糊　頭重	由於房水循環障礙，導致眼壓上升，置之不理，可能會引起失明
慢性結膜炎	眼睛疲勞　眼睛睜不開　結膜充血　有眼屎	主要是細菌、病毒的感染或過敏等引發的
上皮性角膜炎	眼睛疲勞　怕光　眼睛疼痛　異物侵入　傍晚時眼白發紅	細菌、病毒感染、化學物質引發的刺激過敏、淚液分泌缺乏症（乾眼症等）
中心性視網膜症	視力減退　眼睛疲勞　東西看起來比實際小　物體呈傾斜狀　視野中心變暗	視網膜黃斑部剝落引發的症狀，需要長期治療
某些視網膜剝離	眼睛疲勞　看到閃光或飄浮物	視網膜從脈絡膜剝離引發的
糖尿病	眼睛疲勞　看不清近物，戴上老花眼鏡時，清晰可見	血糖值突然上升時，會出現此種症狀
自律神經失調症 低血壓 神經症	眼睛疲勞　頭痛、肩膀痠痛、耳鳴等不定愁訴	血壓較低或血壓變動時容易發生
更年期障礙	眼睛疲勞　頭痛、肩膀痠痛、焦躁等不定愁訴	病因是荷爾蒙平衡失調
顱內疾病	頭痛　頭重　視力減退　眼睛疲勞　視野異常　閃光	視覺中樞或視覺通路出現腫瘤和循環障礙時

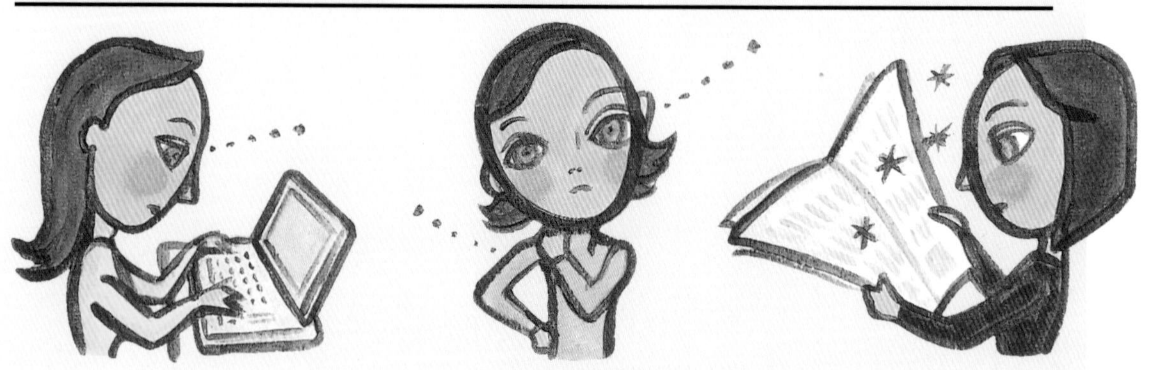

不可不知的眼睛異常分辨法

伴隨頭痛的眼痛，一定要儘早到眼科就診

眼睛疾病中，有些具有前兆，可以慢慢診療，有些則是經過一晚就有失明的危險。

急性青光眼會突然出現眼痛、頭痛、嘔吐的現象，幾乎都只出現在單眼。突然出現頭痛和嘔吐現象的人，部分會到內科或腦外科接受診治，尤其是老年人，被家人送到醫院，後來失明的人很多。

眼痛或充血，伴隨視力減退時，最好儘早到眼科就診。延誤一晚，視力可能就再也無法恢復。

單眼突然發生視力減退，原因可能是因為視網膜剝離或高血壓、動脈硬化、糖尿病的人容易發生的視網膜玻璃體出血、視網膜中心動脈閉塞症及靜脈閉塞症等所致。

頭痛、噁心、雙眼疼痛、怕光、視力減退時，疑似特發性葡萄膜炎。眼球後方的視神經發炎時，可能會導致雙眼或單眼視力減退。

視野是否有缺損

視野是否有缺損，是發現眼睛疾病或腦內異常的重要線索。因疾病不同，視野缺損的情形也不同。

慢性青光眼從鼻側開始，視野就有缺損，而視網膜剝離時，視網膜剝離部分的對應範圍，視野有缺損。若為中心性視網膜症，則是中心視野缺損。

腦內異常則是對於視覺通路（眼球到視覺中樞間的通路）有影響的部分出現腫瘤、出血或腦梗塞時，左右眼的外側視野會有缺損。左右眼同時或單眼視野缺損的情形都可能發生。複視指的是看物體時會出現雙重影像，可能是因為支配眼球運轉肌肉的腦神經受到侵襲之故。

此時必須立即就醫。

有時彷彿有蟲在飛舞，有時彷彿有閃光

眼前有黑色小蟲在飛舞的狀態，稱為飛蚊症。此症狀是玻璃體混濁所致。

引起混濁的原因有很多，多半是玻璃體的老化造成的。有時也可能是因為視網膜或睫狀體的疾病所致，必須接受眼科醫師診察，確認原因。

在暗處，尤其是眼前或外側，看見光閃爍的症狀，稱為閃光。閃光即是在玻璃體剝離或脈絡膜發炎、視網膜剝離、眼內出現腫瘤、視網膜循環

障礙、腦的暫時性缺血發作（TIA）等症狀出現時會引起的現象。

白內障的症狀是看東西彷彿是透過薄紙看到似的。若是小字看不清楚，則可能是罹患老花眼。

此外，長期罹患糖尿病的患者，可能會引發糖尿病性視網膜症，所以血糖值過高的人，要定期接受眼科檢查。

必須及時診治的眼睛症狀與疾病

眼睛的自覺症狀	常見的併發症、必須注意的疾病	可能罹患的眼科疾病
●眼痛（眼睛疼痛）	頭痛　噁心　視力減退　眼白發紅　怕光　流淚	急性青光眼　葡萄膜炎　角膜上皮剝離　角膜潰瘍
	臉或頭表面疼痛	偏頭痛　三叉神經痛
●視力障礙	視野異常　糖尿病　高血壓　心臟疾病	視網膜動、靜脈閉塞　缺血性視神經系統症
	閃光　飛蚊症　視野缺損	視網膜剝離
	眼前模糊彷彿隔著一層霧似的　高血壓　動脈硬化症　糖尿病	白內障　視網膜玻璃體出血
	怕光　眼白發紅　頭痛　耳鳴　飛蚊症　糖尿病　膠原病	葡萄膜炎
	想看到的地方（中心視野）卻看不清楚　斜視　變暗	中心性視網膜症　老年黃斑變性症　黃斑裂孔　黃斑部視網膜前膜形成症
	視野狹窄　看不見中心部	各種視神經炎　慢性青光眼
	眼痛　頭痛　眼睛疲勞　怕光　肩膀痠痛	各種青光眼　折射異常
●視野障礙	鼻側視野缺損　視野狹窄　視力減退　頭痛　頭重　眼睛疲勞　有時看見燈光周圍彷彿有一圈彩虹	慢性青光眼
	兩眼外側視野缺損　兩眼的右側或左側視野缺損一半　頭痛　眼睛疲勞　眼前閃光　高血壓　糖尿病　動脈硬化症	視覺通路障礙　腦腫瘤　腦溢血　腦梗塞
	眼前閃光　飛蚊症　視力減退	視網膜剝離
	看不清視野中心部、斜視、變暗	中心性視網膜症　老年黃斑變性症　黃斑裂孔　黃斑部視網膜前膜形成症
●怕光	眼睛發紅　眼睛疼痛　視力減退　眼睛疲勞　頭重　眼睛轉動	葡萄膜炎　角膜上皮炎　角膜潰瘍　三叉神經痛　折射異常　乾眼症
●閃光（眼中閃光）	飛蚊症　偏頭痛　頭痛後想睡　噁心	玻璃體剝離　視網膜裂孔　視網膜剝離的前兆　腦內循環障礙（暫時性缺血發作）　視網膜循環障礙　腦腫瘤
●飛蚊症（眼前出現濃淡影）	閃光　視力障礙　視野缺損	玻璃體剝離　視網膜裂孔　視網膜剝離　葡萄膜炎
●複視（視物時出現重影）	頭痛　頭暈　眼球活動不良　斜視　眼瞼下垂　瞳孔放大　高血壓　動脈硬化症　糖尿病　腦溢血　腦梗塞　腦腫瘤	眼肌麻痺（支配眼球運轉肌肉的腦神經的障礙）
●眼瞼下垂（上眼瞼下垂）	眼球運動障礙　視物時出現重影　瞳孔放大　高血壓　動脈硬化症　糖尿病　腦梗塞　腦腫瘤	眼肌麻痺　重症肌無力症　眼瞼痙攣

屈光不正

具有凸透鏡作用的角膜與晶狀體

眼睛有兩個部位具有凸透鏡的作用，一個是狀似凸透鏡的晶狀體，另一個是晶狀體前方的角膜。其中屈光力較強的是角膜，非晶狀體所能比擬。角膜的屈光力穩定，晶狀體的特徵則是能夠自由自在的變化，可以變細或膨脹，以調整焦點。

使晶狀體厚度改變的是睫狀體中的睫狀肌。看遠處物體時，睫狀肌放鬆，睫狀韌帶緊繃，晶狀體就會被拉扯變薄；看近處物體時，完全相反。睫狀肌收縮，睫狀韌帶放鬆，晶狀體會藉著本身具有的彈力膨脹。

能夠對準焦距，使物體在視網膜正確成像的作用稱為調節作用。在模糊狀態（無調節狀態）下，遠處物體在視網膜上與焦距對台的狀態，稱為正視。焦點落在視網膜前方，稱為近視，落在後方，則稱為遠視。

近視與假性近視的不同

自律神經具有使睫狀肌收縮或放鬆的作用。藉著睫狀肌，晶狀體受到自律神經的控制，一日必須數次調整厚度。

長時間注視近物，睫狀肌的緊繃無法去除，晶狀體就會一直維持在膨脹的狀態。

此時，雖然看近物時焦距吻合，但在看遠物時，卻會模糊不清，形成近視。一般所謂的假性近視，即暫時出現上述的狀態。

不過，只要讓眼睛休息或看遠處，放鬆緊繃的睫狀肌，就能恢復原狀。

假性近視很難診斷出來，一般人都認為這是幼兒和年輕人容易罹患的輕微近視。雖然近視不深，但是如果固定化，就不算是假性近視了。利用眼藥水，放鬆異常緊繃的睫狀肌，使近視改善到某種程度，就是假性近視。

從睫狀肌的緊繃轉變為近視，稱為「屈光性近視」。眼睛的前後徑過長所引起的近視，稱為「軸性近視」。高度近視多半屬於軸性近視。

高度近視雖然具有遺傳性，但多半是後天環境造成的。學齡期若看電視的距離太近、看書姿勢不良或老是在暗處念書等用眼不當，就會引起近視。尤其父母一方若有人近視，那麼孩子近視的機率就很高。

若診斷為假性近視，在閱讀或念完書，應該看看遠處的景色或交互凝視遠近，讓睫狀肌充分運動，放鬆緊繃的狀態，讓眼睛獲得充分的休息，並在醫師的指導下，點眼藥水，放鬆睫狀肌。

1~2個月接受一次檢查，就能夠逐漸恢復正常的視力。

罹患假性近視的期間，如果戴眼鏡，就會使近視的狀態固定化。一旦近視，即使戴眼鏡，近視仍然可能會加深。高中前的階段，戴不戴眼鏡，度數都可能會增加。如果不希望近視加深，閱讀的姿勢、眼睛與書本的距離及亮度等就必須格外注意了。近視較輕微時，無論是閱讀或做作業，最好都不要戴眼鏡。

不能因為看得很清楚，就對自己的遠視狀態感到安心

看遠處的東西，必須調節眼睛。看近物時，眼睛必須做大幅度的調整，因此，容易感到疲倦，而成為眼睛疲勞的主要原因之一。

嬰幼兒大多屬於遠視，隨著成長，會逐漸接近正視。一旦雙眼殘留高度遠視，會形成調節性內斜視的狀態。為了促使兩眼視神經發達，最好儘早戴眼鏡。

遠視最大的問題就是單眼的度數較高，且伴隨斜視，就要儘早戴眼鏡，做視力矯正的訓練，否則會導致弱視。

中年以後要好好檢查眼睛

尤其中高齡者，容易罹患老花眼。因睫狀肌鬆弛而造成遠視的例子很多。就年齡看來，距罹患老花眼的年齡尚早，不過看不清楚近物，容易疲累的人，就應該好好檢查是否是遠視了。

另外，散光主要是角膜歪斜造成的。通過眼睛的像，無法聚集在一點的狀態，通常會伴隨近視和遠視一起出現。先天性因素或發育過程中產生的正散光，可以藉著戴眼鏡或戴隱形眼鏡矯正，但如果是角膜疾病後遺症造成的不正散光，就不能戴眼鏡，而必須戴隱形眼鏡矯正。

中高齡層常見的是倒散光（角膜水平方向屈光力較強的散光），度數會逐年增加。在配老花眼鏡時。最好充分調查屈光不正（遠視、近視、散光）的程度。若遠方視力良好，能夠輕鬆配戴的眼鏡度數就會成為老花眼鏡的基礎，所以一定要好好的檢查眼睛。

近視與遠視的不同

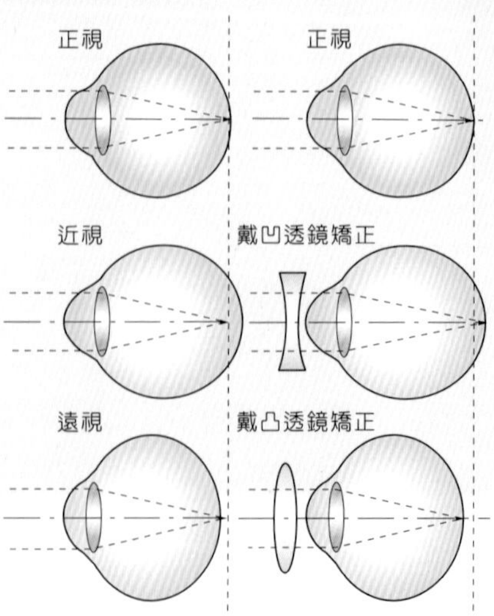

正視　正視

近視　戴凹透鏡矯正

遠視　戴凸透鏡矯正

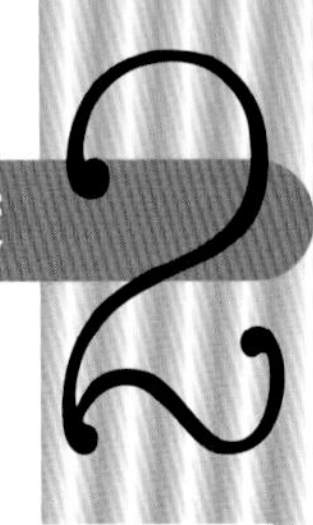

老花眼

過了40歲，調節力陡降

如左圖所示，眼睛的調節力並非永久固定，會隨著年齡的增長陡降。

年屆四十五歲，會降至2.5D，大約距離40公分細小的文字就看不到了，當然這和照明也有關。

為什麼調節力會降低呢？這是由於老化使得晶狀體和睫狀肌失去彈力，晶狀體不能變厚，無法對準近物的焦距所致。

老花眼是因為調節功能不順暢所引起的。可以利用治療假性近視的遠近交互凝視的方法，改善調節異常。

要注意照明光線是否充足

閱讀書報的最佳距離大約是30公分。若是必須置於40公分之外才看得清楚，調節力就必須加以改善。欲提升調節力，要戴老花眼鏡。

如果看不清楚距離30公分的報紙，或因為眼睛疲勞而無法長時間閱讀、感覺照明光線不足等，都是老花眼的前兆。老花眼開始的時期，就是成人眼疾白內障開始的時期，因此，務必要去看醫師，接受眼睛的健康診斷及檢查。

眼睛的調節力隨著年齡增長而陡降

調節力D：15 14 13 12 11 10 9 8 7 6 5 4 3 2 1

10 20 30 40 50 60 70 年齡(歲)

年齡(歲)	屈光度	近點距離(約公分)
10	12	8.3
15	10	10
20	8.5	11.8
25	7.5	13.3
30	7	14.3
35	6	16.7
40	4.5	22.2
45	2.5	40
50	1.5	66.7
55	1.0	100
60	0.5	200
65	0.25	400
70	0	

年齡與調節力的關係（上。根據石原忍先生），以及調節力與能夠在最近距離看清物體的近點距離的關係（下）。

理論篇

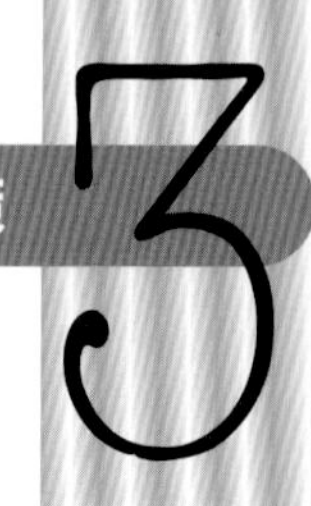

眼睛疲勞

姿勢不良和光線不足導致眼睛

長時間提重物，手臂會疲勞，長時間走路，腳也會疲勞，同樣的，持續看電視或閱讀，眼睛當然也會疲勞。

這就是眼睛疲勞。在眼睛疲勞出現的同時，不僅會懶得用眼睛看，眼睛睜不開及眼瞼沈重等不適的症狀都會出現。眼瞼和眼白會充血、流淚、怕光，而且眼睛深處會產生疼痛。

從鼻根到眼睛上方，額部、枕部到頸部後方以及肩膀等部位的肌肉會緊張、沈重，產生疼痛感。

相信很多人都有類似上述所舉的眼睛疲勞症狀的經驗，而且常常會說「眼睛疲勞」，但是眼睛並不如一般人想像中容易疲勞的器官。如果體調佳，眼睛居處的環境也很好，那麼長時間持續閱讀或做針線活，眼睛就不會疲勞。

在燈光昏暗、因光的反射而眩目、光線耀眼、躺著看書等，以不良的姿勢閱讀或文字距離眼睛過近等狀態下，長時間用眼過度，容易引發眼睛疲勞。此外，睡眠不足，加上全身倦怠，當然也容易引起眼睛疲勞。

潛藏的各種疾病

先前敘述的都是非疾病引發的眼睛疲勞，另外尚有疾病引起的眼睛疲勞。

造成眼睛疲勞的原因究竟有哪些？首先可以想到的就是近視、遠視、散光、老花眼等屈光不正或調節異常，以及斜視等肌肉活動異常，尤其是老花眼初期，會同時出現遠視和散光，導致眼睛容易疲勞。

配戴度數不合的眼鏡或眼鏡與臉形不合，無法以晶狀體的中心視物時，眼睛就會疲勞。

此外，慢性結膜炎、角膜上皮障礙（過敏性結膜炎、乾眼症等為主要病因）、白內障及青光眼等的初期，也會出現眼睛疲勞的症狀。

許多非眼科疾病也會造成眼睛疲勞，如低血壓、更年期障礙、糖尿病及高血壓等，也可能會產生眼睛疲勞。

神經症的症狀之一就是眼睛容易疲勞。因此，各種疾病都可能成為眼睛疲勞的發症原因。

總之，非眼科疾病導致的眼睛疲勞，都是屬於暫時現象，眼睛只要獲得充分的休息，就能痊癒。如果休養也無法治癒，就要去看眼科或內科醫師了。

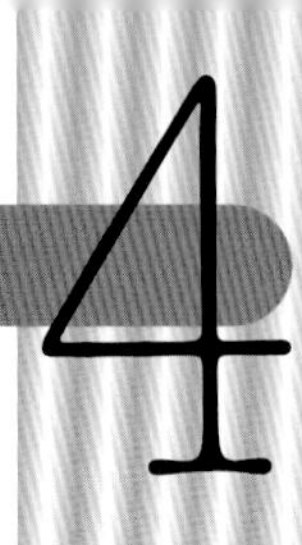

白內障

彷彿隔著薄紙視物似的疾病

白內障即晶狀體白濁，彷彿隔著薄紙視物似的疾病。包括遺傳所致的先天性白內障或懷孕時，母體感染德國麻疹而引發的先天性白內障。

後天性的則有葡萄膜炎等眼疾併發的併發性白內障、糖尿病併發的糖尿病性白內障及眼睛受傷引發的外傷性白內障等。佔壓倒性多數的是老化引起的老年性白內障。

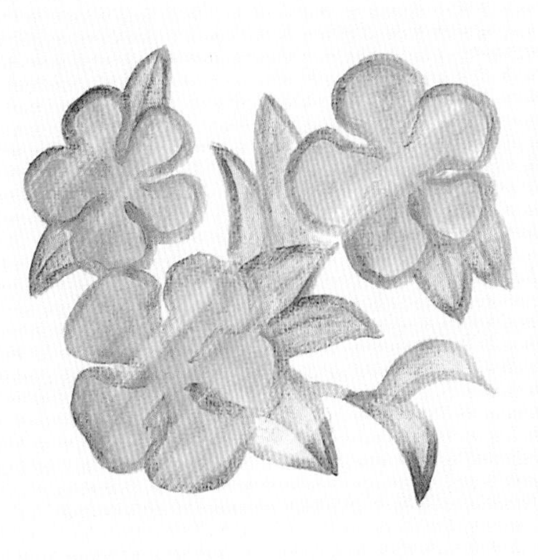

白濁的位置不同，治療時期也不同

任何國家，老年性白內障都是老年人容易罹患的眼疾，尤其以印度、巴基斯坦、南美等地較多見，因為晶狀體的白濁與營養和紫外線有關。

不過必須治療的大約是過了60歲以後的白內障。

晶狀體的白濁始於40歲層，但惡化的程度因人而異，有人很快就出現了視力障礙，有人則一生都無妨礙。

此外，晶狀體白濁位置不同，對視力造成的影響也不同。如74頁圖所示，不會阻礙光通過的皮質角落或稱為赤道部的部位出現白濁現象時，即使惡化嚴重，也不會造成視力的不便，但是，如果白濁出現在晶狀體的核或後囊，皮質發生楔形變化到達瞳孔環時，就會阻礙光線通過，很快就會產生視力障礙。

手術能夠輕易治癒

初期可以點眼藥治療白內障，不過只具有延遲惡化的效果，目前尚未開發出能夠完全治癒的藥物。最有效的治療法就是去除白濁晶狀體的手術。手術方法大致分為摘除包住晶狀體的囊的囊內摘除術（晶狀體全部摘除）及切開前囊，只摘除晶狀體內容物（核與皮質）的囊外摘除術。

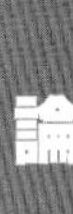

目前手術的主流是囊外摘除術，幾乎不採取囊內摘除術（全摘除）。囊外摘除術通常在進行白內障手術時會插入人工晶狀體，方法有兩種，一種是計劃性的囊外摘除術，另一種是超音波晶狀體乳化吸引手術。

通常白內障惡化至眼睛失明，長期放任不管，致使高齡患者白內障核變硬變大，超音波很難乳化吸引晶狀體時，才會進行囊外摘除手術。

動這種手術，眼球的手術創面約為13mm。將晶狀體前方的晶狀體囊切成圓形，摘除核，一邊注水，一邊吸除皮質部分。殘餘的晶狀體囊中插入人工晶狀體，並縫合手術創面。

超音波乳化吸引手術的眼球手術創面只有3mm。切成圓形晶狀體囊的切開孔，插入超音波乳化吸引的細棒狀器具。弄破晶狀體核，吸引內容物，殘餘的皮質注水並吸除。

人工晶狀體直徑為6mm，因此，要將眼球切開孔擴張至6mm即可。一般會插入人工晶狀體，不過最近也開始使用摺疊的透鏡，而且不需要擴張切開孔，只要切開3mm的手術創面就夠

晶狀體混濁的位置

白內障
囊
核
皮質
角膜
晶狀體
視網膜
玻璃體
瞳孔
虹膜

不易出現視力障礙者

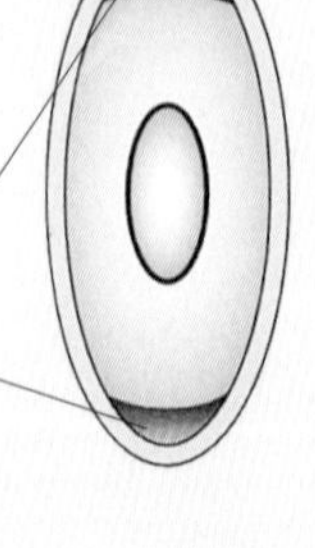

赤道部混濁

立刻會出現視力障礙者

囊
核
後囊部混濁

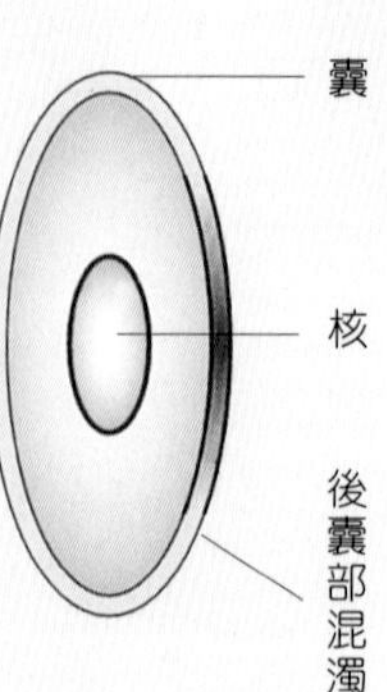

核的混濁

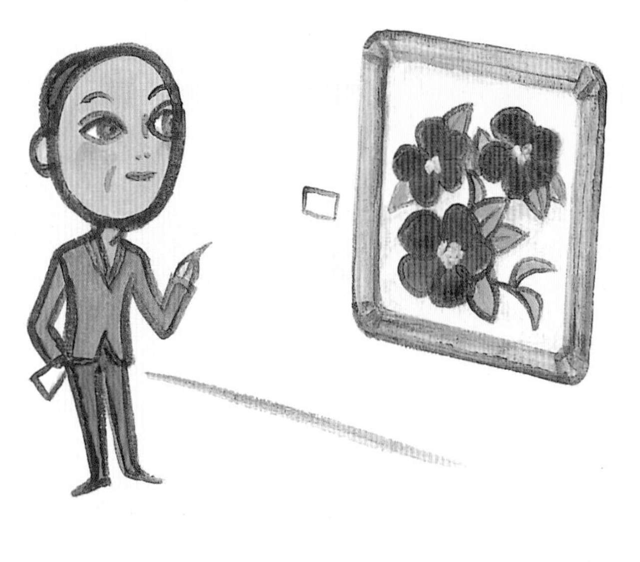

了。

現在手術的主流是小切口（範圍縮小到只能放入手術刀）超音波晶狀體乳化吸引手術，插入摺疊透鏡，無縫合（毋須縫合）。

如果核不硬，熟練的醫師10分鐘就可以結束手術，而且不會感覺疼痛，手術後數小時視力就會獲得改善。

因為切開創面很小，所以當天就可以回家。由於現在手術器具、機械的進步，白內障的手術十分安全且簡單，成功率相當高，但不能因為條件齊備，就保證手術一定會成功，因此，最好不會當天就輕易回家。

手術最好選在生活和工作都感覺方便的時候進行。如果因為害怕動手術，放任視力障礙不管，使核變硬，那麼即使是熟練的醫師，也很難動超音波的手術。

昔日晶狀體摘除手術，由於兩眼同時期進行，所以，可以戴眼鏡來矯正視力。不過如果有一眼視力較好，手術後使用度數很高的凸透鏡來矯正，則由於左右眼鏡片不平衡，所以不能戴眼鏡，而要戴隱形眼鏡。

可是戴隱形眼鏡容易發生問題，使用麻煩，因此，在動白內障手術時，如果插入人工晶狀體，就可以免除白內障手術後單眼矯正視力的煩惱。

從前只動摘除單眼晶狀體手術，最近發現仍有許多人另一眼也要動手術。現今已經開發出了只接受過晶狀體摘除手術的眼睛進行人工晶狀體二次插入技術的方法。必須考慮兩眼平衡的問題，要和醫師仔細商量，動手術的眼睛是否要插入人工晶狀體。如果可以進行二次插入，最好兩眼都要插入人工晶狀體。

隨著人工晶狀體的普及，大部分動過白內障手術的患者，會感覺光線通路較接近自然狀態。另一個好消息是天生高度近視，雖然近視性視網脈絡膜萎縮變性較小，但是使用高度厚透鏡的眼鏡或隱形眼鏡，仍然無法獲得良好視力的人，動過白內障手術後，藉著人工晶狀體，就可以調節為輕度或中度的近視，從厚重的眼鏡中解放出來，恢復良好的視力。因此，最好在手術前就告訴醫生，希望自己的視力能改善至何種程度。

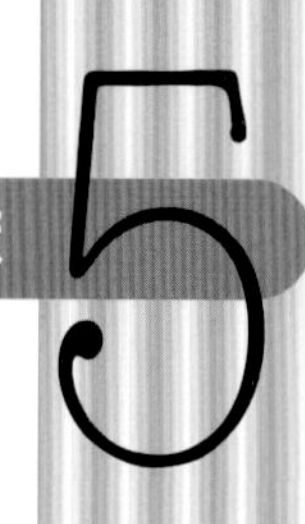

青光眼（綠內障）

「眼睛的血液」房水的流通不良

眼睛中經常流動的透明液體，稱為房水。房水是由睫狀體分泌的，最先會流到虹膜與晶狀體之間的後房（後眼房）這個狹窄的空間中，在此可以補給晶狀體與前眼部的氧及營養，接受老廢物後，通過瞳孔，流入角膜與虹膜之間的前房（前眼房），在此提供角膜氧及營養，接受老廢物，從前方角落的房角（前房角）流到眼球外。

睫狀體分泌的房水量和從房角排出的量是一定的，眼球內部的壓力（眼壓）約維持在15㎜Hg，但有時可能會因為某種原因，從房角流到眼球外的房水量減少，使房水積存在眼球內，導致眼壓上升。

眼壓上升會引起視神經障礙，出現視力減退和視野缺損等症狀，稱為青光眼（綠內障）。

最初容易被誤認為是眼睛疲勞或老花眼

青光眼包括先天性眼壓高的青光眼及為了醫治其他眼疾，投與藥劑所引起的續發性青光眼和原發性青光眼。

續發性青光眼和原發性青光眼則因房角狀態的不同，又可分為閉角型青光眼與開角（廣角）型青光眼。

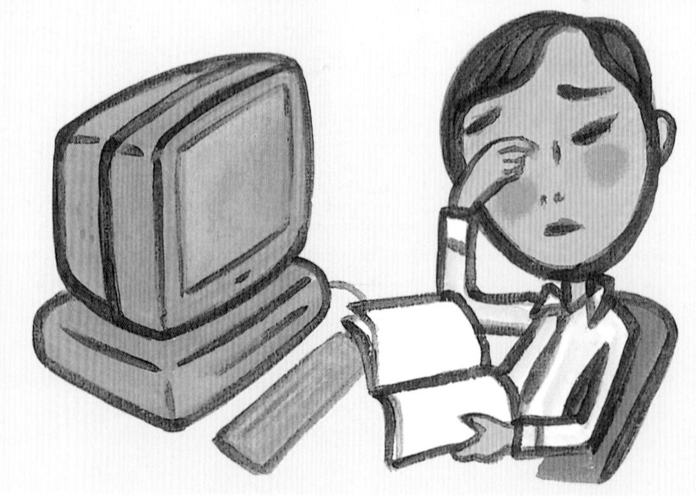

閉角型青光眼就是原本前房淺，且前房角狹窄，房水出口被虹膜完全阻塞所引起的。由於眼壓會突然上升，所以屬於急性型。

開角型青光眼則是房水出口雖未

被堵住，但在房角出口纖維柱帶的過濾裝置及其前端的施萊母氏管，這種管狀器官失去彈性時，房水很難流通所引起的。由於發作緩慢，所以屬於慢性型。

急性青光眼可能會突然出現頭痛、伴隨噁心的眼痛及視力減退、充血等的症狀，可能在短短一、兩天內就會有失明的危險。

慢性型的開角型青光眼會出現眼睛疲勞、眼睛模糊、頭重、頭痛等的症狀，與眼睛疲勞或老花眼初期的狀態非常類似。看電燈時，其周圍彷彿有一圈彩虹（虹視），有時這不會有自覺症狀，如果放任不管，視野中心部附近會產生看不清楚的部分。從周圍，尤其是鼻側，視野開始有所缺損，視力顯著降低。甚至會失明。

前房較淺、前房角狹窄、眼壓經常容易上升等慢性型的症狀，可能會成為急性青光眼發作的前兆。

過了40歲後每年要接受眼睛的健康檢查

青光眼與高度近視、糖尿病性視網膜症、老年黃斑變性症，都是視力障礙的重大疾病。

被診斷為青光眼時，要遵從醫師的指示，利用點眼藥和內服藥，進行降低眼壓的治療。若用藥物仍然無法降低眼壓時，就必須擴張房水出口或動手術，製造新的出口。

青光眼發病的方式

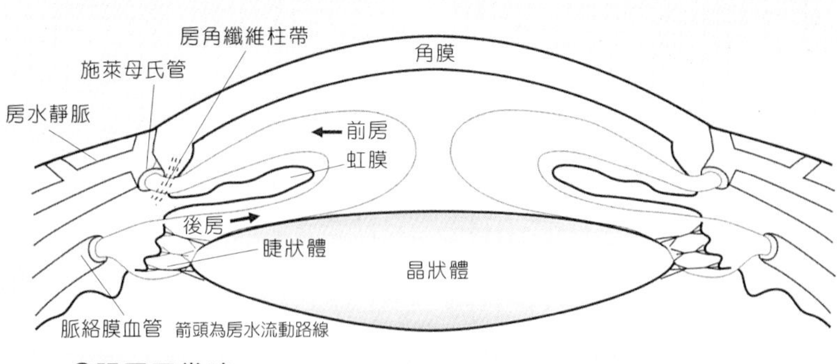

①眼壓正常時

房水是由睫狀體分泌的，從後房經過前房，通過房角纖維柱帶、施萊母氏管，流到眼外。

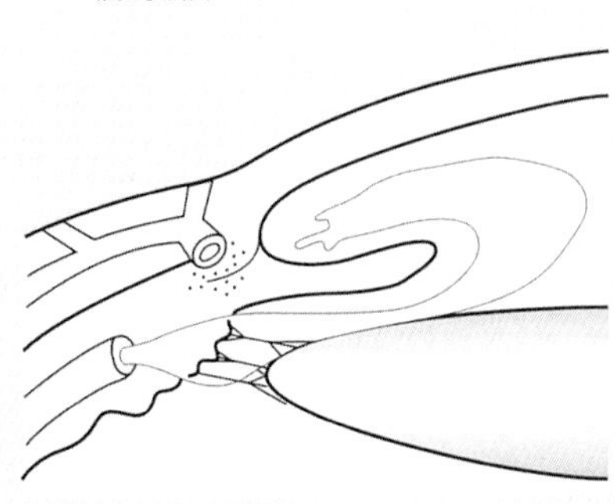

①閉角型青光眼

虹膜堵住出口，房水完全無法流出。

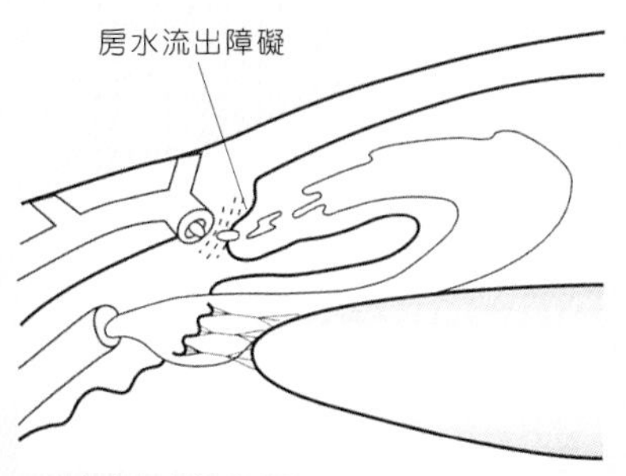

①開角型青光眼

虹膜沒有堵住出口，但是房角纖維柱帶失去彈性，房水很難通過。

青光眼的手術與白內障不同，不會動完手術就恢復，只是停止惡化的程度罷了。所以，在尚未出現顯著的視力減退或視野缺損的現象之前，要趕緊接受治療。

過了40歲後，容易罹患青光眼，

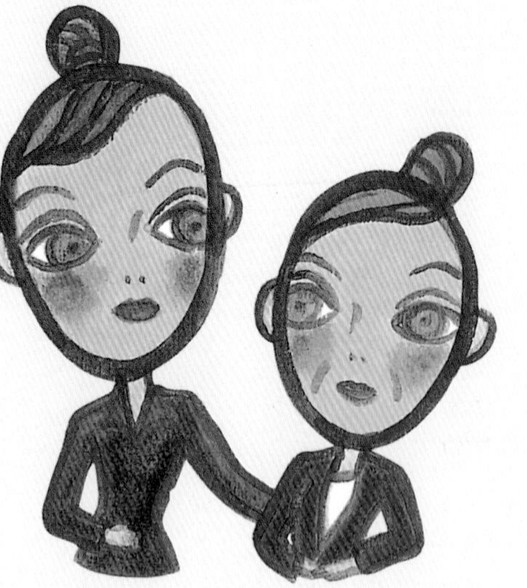

其實與先天的因素也有關。具有此種先天特質的人，如果生活在容易引起青光眼的環境中，當然就容易罹患青光眼。若血清中含有青光眼因子的患者，必須格外注意，因為最近已經發現青光眼的遺傳基因。

使眼壓上升的誘因就是長期待在暗處或寒冷處、身心過度疲勞或緊張、頸部受到壓迫、空腹時攝取過多的水分及喝太多咖啡或綠茶等。

以下敘述的「正常眼壓青光眼」，在無症狀下，無法察覺時，可能會惡化，引起視神經萎縮，因此，必須接受健康檢查、職場的健診，在配眼鏡時，更要接受眼科醫師的檢查，進行眼睛的健康診斷。

罹患青光眼的人，就要找專門醫師，定期接受精密檢查。

眼壓低，但視神經受損的正常眼壓青光眼

一般人認為眼壓升高會引起青光眼，視神經受損導致失明的眼疾，不過在一九八八~一九八九年日本進行的青光眼疫學調查（鹽瀨等人）發現，雖然具有與開角型青光眼相同的症狀，可是眼壓正常的青光眼發症率也很高（佔40歲層人口中的2％），備受注目。

初期不會有自覺症狀，發現多屬偶然，因此，通常在接受成人病健診、身體檢查或眼底檢查時，才會被醫師指出視神經乳頭陷凹或視神經出血，到眼科做精密檢查，才發現罹患了此疾。

症狀與開角型青光眼相同，會出現視神經萎縮和視野異常的現象，不過眼壓都會維持在正常的範圍內，所以光是測量眼壓，不能保證眼睛仍然正常。

原因不明，可能是視神經循環障礙或眼壓雖正常，但對患者而言，卻不算是正常狀態。

不僅診斷困難，同時也很難判定治療效果，所以必須長期接受視野及眼底檢查。

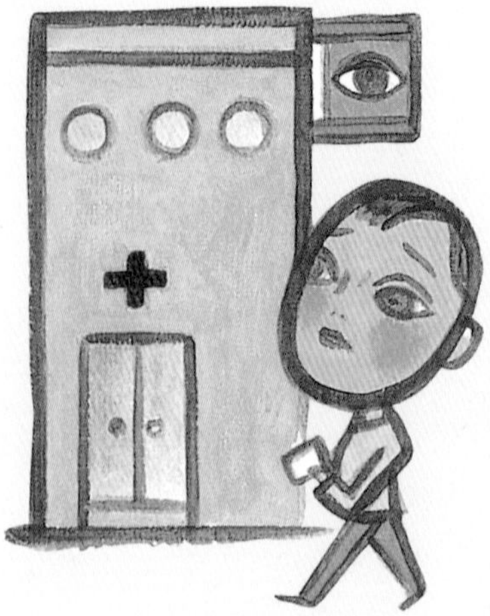

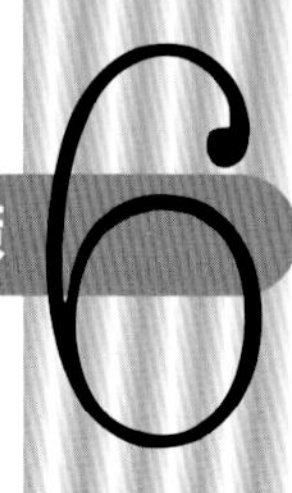

玻璃體混濁（飛蚊症）

玻璃體混濁時，眼前彷彿有黑影在晃動

眼球中佔最大部分的就是玻璃體。玻璃體幾乎都是由水分構成的。但是此水分與房水不同，不會流動。含有玻璃體纖維的這種膠原纖維及透明質酸，由於組織呈透明狀，因此，由瞳孔進入，通過晶狀體的光，能夠透過玻璃體，在視網膜成像。

玻璃體混濁包括完全不會對視力造成影響的生理性混濁及眼球發炎或出血所引起的病態性混濁。

另外，隨著年齡的增長，玻璃體本身也會產生混濁。因為這種混濁會出現彷彿看到許多黑色小蟲或線頭狀等黑影般的物體在眼前晃動，所以又稱為飛蚊症。

玻璃體老化時，膠狀物質一部分會脫落液化，在玻璃體中成為硬塊的玻璃體纖維會浮游，投影在視網膜上，而出現飛蚊症的現象。

此外，水分流出玻璃體外時，玻璃體會縮小，脫離視網膜（玻璃體剝離），此時，視網膜血管遭到拉扯，導致血管斷裂出血，就會引起玻璃體混濁。

而剝離的玻璃體表面的玻璃體纖維硬塊，因為失去水分，使玻璃體纖維的密度升高，投影在視網膜上，也會感覺到飛蚊症。

前兆就是彷彿看到閃電般的光

玻璃體混濁多半屬於生理現象，毋須特別治療。

但是，葡萄膜炎或高血壓、糖尿病的出血等，因為眼睛疾病而產生混濁，或因為玻璃體剝落、剝離時，視網膜血管會破裂出血，引起混濁。出血過多時，彷彿隔著一層灰色紗窗似的，眼前會變得昏暗。

玻璃體剝離時，會拉扯視網膜，視網膜變性薄弱的部分就會穿孔，液化的玻璃體液從穿孔處溢出，流到視網膜後，即視網膜剝離。

視網膜不具痛感神經，因此，即使穿孔，也不會感覺疼痛。如果在暗處彷彿看見閃電般的光或感覺有閃光出現時，稱為閃光。

閃光和飛蚊症同樣都是玻璃體剝離或視網膜剝離的前兆。

放任葡萄膜炎或視網膜剝離不管時，視力會減退，可能會導致失明，所以出現閃光或飛蚊症時，要儘早接受眼科醫師的檢查，確認病因。

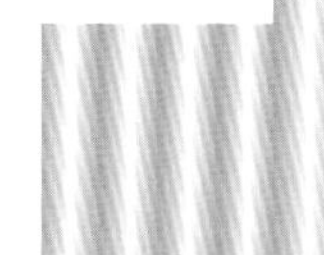

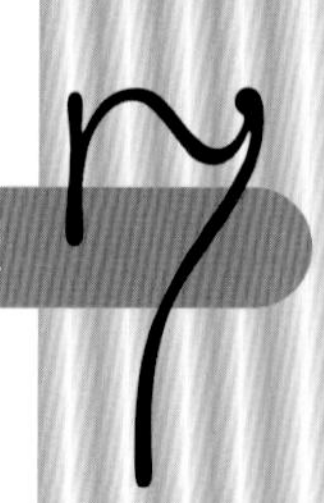

視網膜剝離

近年來增加的成人眼疾

視網膜是可以捕捉光線並使之成像的部位，相當於照像機的底片。在視網膜成像，藉由視神經傳達到腦。在眼中，周圍的組織視網膜為0.1～0.2mm的薄膜，由視網膜色素上皮及視網膜兩種膜構成。視網膜共有九層。

視網膜剝離的正確說法，即視網膜從視網膜色素上皮剝離的疾病。

視網膜剝離可能是先天異常引起的，不過大部分是後天因素引發的。老化也是導致成人眼疾的原因之一，近年有上升的趨勢。

眼前有黑影飛舞，就要立刻就診

後天引起的視網膜剝離是因為葡萄膜炎、腫瘤等造成的，或糖尿病性視網膜症使增殖的組織與視網膜沾黏，視網膜遭到拉扯而引起的。也有可能是視網膜上的孔，使液化玻璃體流入，引起裂孔原性視網膜剝離。一般所謂的視網膜剝離，即是屬於裂孔原性視網膜剝離。

此種視網膜剝離繼玻璃體剝離後發生，特別與老化有關。正常的玻璃體是膠狀的球形，彷彿枕頭般，在後方抵住視網膜，固定視網膜。一旦玻璃體老化、退縮，就會從視網膜剝離。玻璃體會隨著眼球的動作移動，亦即玻璃體發生剝離時，未剝離的部分，會因玻璃體隨著眼球的轉動而移動，拉扯視網膜。

視網膜出現較脆弱的部分時，遭到拉扯後，會穿孔，導致視網膜血管斷裂出血。視網膜被牽引會出現閃光

視網膜剝離（裂孔原性網膜剝離）

形成裂孔的部分

剝離的部分

，出血則會引發飛蚊症。

高度近視會使眼球朝前後延長，視網膜變薄，引起變性、穿孔，容易造成視網膜剝離，此外，眼睛強烈撞擊到物體，也可能會引起視網膜剝離。

昔日動過白內障手術後，也會引發視網膜剝離，自從進行將後囊留在晶狀體囊中的囊外摘除術後，手術後的視網膜剝離症就減少了。

視野會從下方開始缺損

視網膜剝離最典型的症狀就是視野缺損。剝離的部分，光的感受性顯著降低，該部位彷彿蓋上一層黑幕似的變得昏暗。剝離多半會從上方開始發生，視野就從下方開始缺損。因為視網膜上的成像與實物是顛倒的。

視網膜上有裂孔的剝離，發症的1~2日內，視野逐漸缺損，視力降低。最好在出現飛蚊症或閃光的階段就診，可是如果視野開始缺損，就要立刻動手術了。

閉上一眼視物，就可以了解視野缺損的現象。活動眼睛時，剝離現象會迅速擴展，因此，在尚未到醫院前，兩眼都要繫上眼罩，保持眼睛和全身的安靜。此時，要採取讓剝離部分朝下的姿勢，延遲剝離情況惡化。亦即若下方出現視野缺損，就要仰躺，頭部放低；若上方出現缺損，就要坐著，保持安靜。若右側出現缺損，臉的左側朝下；左側出現缺損時，臉的右側朝下。

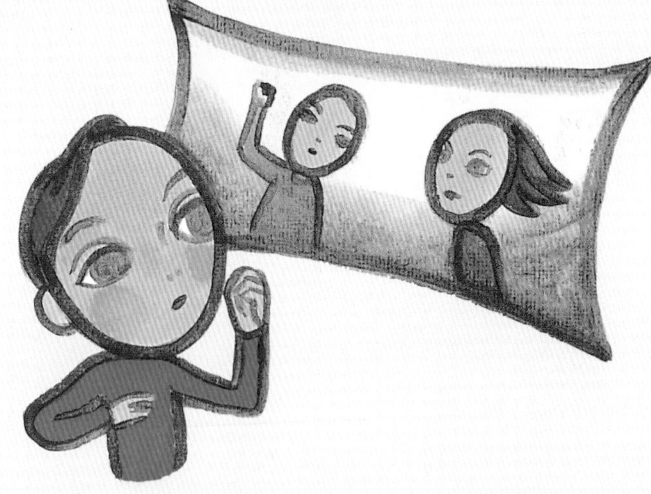

視網膜剝離的治癒力飛躍提升

視網膜即使有穿孔，但在出現剝離症狀前，可以利用光凝固法或冷凝固法治療。

光凝固法是雷射光直接照在視網膜上，凝固孔周圍的阻塞法。冷凍凝固法則是使用冷凍裝置，從鞏膜側（眼球的外側）到穿孔周圍，進行冷凍加以阻塞的方法。

玻璃體異常，出現剝離的症狀，昔日難以治癒，不過最近開發了玻璃體手術，治癒力相當高，所以最好立刻接受治療。家族中是否有視網膜剝離患者等家族歷十分重要，因為親子、兄弟間罹患的機率會因而提高。

此外，單眼出現剝離現象時，另一眼也可能會出現，不得不慎。

其他的視網膜疾病

會引起失明的「糖尿病性視網膜症」

長期罹患糖尿病，視網膜的細小血管出現循環障礙，稱為糖尿病性視網膜症。

糖尿病性視網膜症大致分為單純型（非增殖型）視網膜症及增殖型視網膜症。單純型視網膜症只要控制糖尿病，就可以改善或延遲惡化。如果不能控制糖尿病，血液中的膽固醇和中性脂肪又增多，且併發高血壓，視網膜症就會迅速惡化，轉成增殖型視網膜症，具有失明的危險。

欲治療糖尿病性視網膜症，必須知道病期和程度，螢光眼底攝取更是不可或缺的檢查。

螢光眼底攝影是將螢光色素注射入靜脈，連視網膜血管細部都要進行造影攝影的方法。利用此法進行前增殖期及增殖期初期的診斷，能夠儘早對於視網膜進行雷射光凝固法，遏止病性惡化。

如果不適當對增殖型視網膜症進行適當的治療，則細胞與細胞相連具有接著劑作用的結締組織及伴隨組織的血管會開始不斷增殖（新生血管）。此血管原本就很脆弱，會反覆造成視網膜出血，甚至進入玻璃體中，引起玻璃體出血及製造出增殖膜，促使視網膜剝離。

最近開始採用玻璃體手術去除引起出血的玻璃體和增殖組織，並利用光凝固法，凝固在視網膜形成的新生血管或出血部分。現在由於治療技術進步，視力已能獲得大幅度的改善。一旦病情開始惡化，就很難治癒，所以早期發現、早期治療相當重要。

年輕時就容易發生糖尿病性視網膜症，而且會迅速惡化。如果到了70歲才罹患此疾，那麼就不易惡化了。

糖尿病性視網膜症（前增殖期）

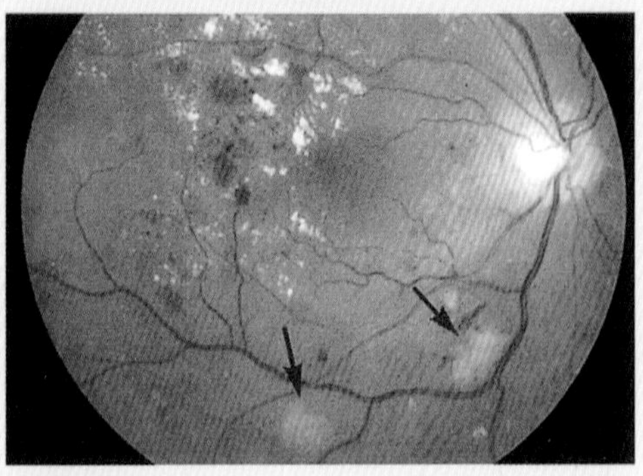

上部紅色處為出血部分，下方白色處（箭頭部分）則是毛細血管床發生血液循環障礙的部分。

在惡化前，一定要好好控制血糖，定期接受眼科檢查，在尚未惡化前，進行治療。

靜脈阻塞、出血的「視網膜靜脈閉塞症」

中高年齡者，高血壓、糖尿病、動脈硬化等患者的視網膜靜脈若引起血栓（血塊），就會堵塞血液，引起出血，稱為視網膜靜脈閉塞症。

包括視網膜中心靜脈閉塞（靜脈主幹閉塞）及靜脈分支閉塞（主幹延伸出的視網膜上的分支閉塞）。

前者屬重症疾病，視力會出現顯著減退的現象，不過發症頻度低。靜脈分支閉塞較多見，所以只就此疾敘述。

靜脈分支閉塞經過藥物治療，在側副路形成的血液循環恢復，大約6個月內就能吸收出血，視力好轉，但有的是因為血栓和出血導致視網膜中產生血液無法流經的部分，而此部分的視網膜為了獲得氧，會形成新的血管。新血管很脆弱，未來可能會大出血。為防止其發生，沒有血液循環的視網膜範圍，要利用前述的螢光眼底攝影找出，再使用光凝固法加以治療，預防新血管的形成。

視網膜靜脈閉塞症的螢光眼底照片

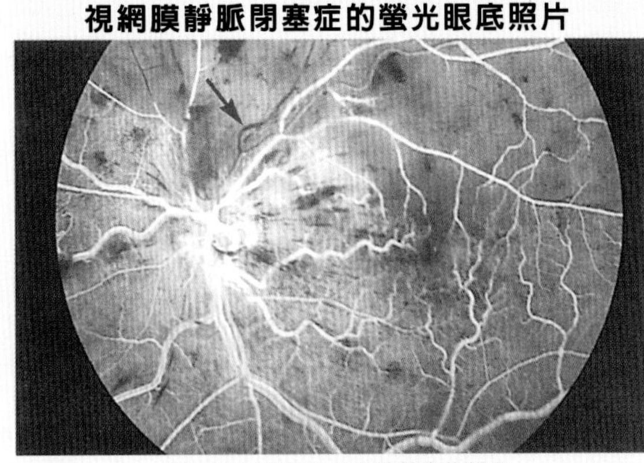

箭頭顯示的是引起血管閉塞的部分

視網膜動脈閉塞症

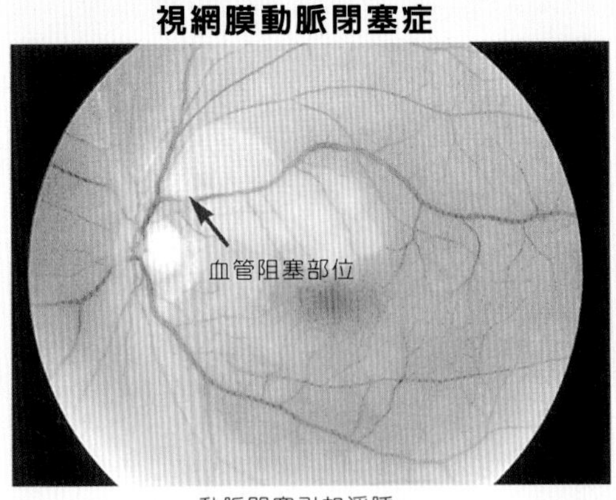

動脈閉塞引起浮腫

動脈血液循環阻塞的「視網膜動脈閉塞症」

為動脈硬化等導致的視網膜動脈血液循環受阻，氧和營養無法送達的疾病。如同腦的缺血發作一般，分為暫時性和永久性的（腦梗塞）。如果血流完全停止超過40~50分鐘，則視力很難恢復，稱為視網膜梗塞。若視野突然出現大缺損或視力減退，就要立刻接受眼科醫師的診治。

視網膜中心部腫脹「中心性視網膜症」

視網膜是掌握光成像的高感度底片，但並非視網膜任何部位都能夠敏銳的映出像，感度最佳的是視網膜中心部。在自然光下，中心部與其他部分相比，呈黃色，因此，亦稱為黃斑部。

黃斑部的視力最佳，周邊的視力會急速減退。

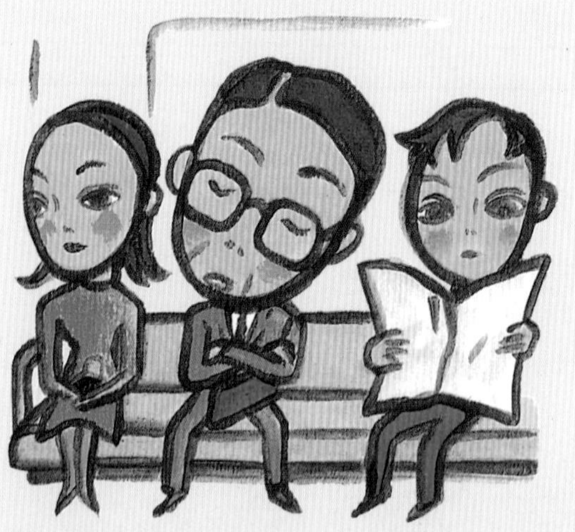

具有高感度的黃斑部視網膜下方，如果有液體流入，就會腫脹成圓形，產生視物障礙，即中心性視網膜症。

發症原因不明，據說可能是因為視網膜色素上皮的變性造成的。

30歲層至50歲層時會發病，40歲層的發病率最高。男性較女性多見，而且女性的治療效果較好。

過度疲勞、睡眠不足或壓力等都是發症的關鍵。視野的中心變暗，看不清楚，與健康的眼睛相比，物體看起來較小（小視症），看起來呈傾斜狀（變視症），且視力減退。

中心性視網膜症的螢光眼底照片

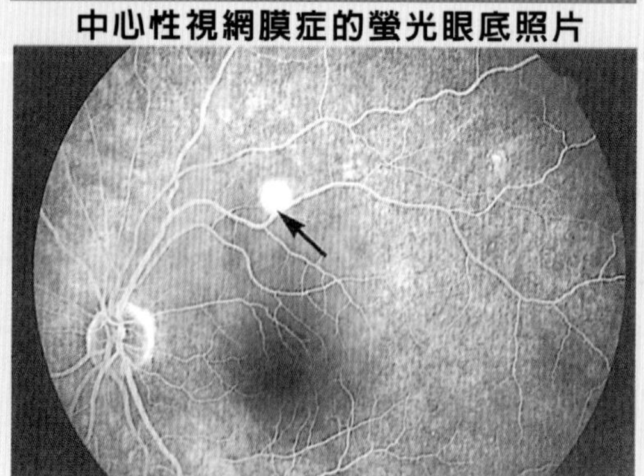

加入螢光色素拍攝眼底照片時，病變部有螢光色素滲入（箭頭指出的部分）。

拍攝螢光眼底照片，會發現螢光色素滲入視網膜下的部分。

治療時，螢光色素滲入的部分，若距離黃斑部太遠，便要使用光凝固法，即照雷射光，凝固該部位。另外，尚可投與循環促進劑或血管強化劑等。不過進行光凝固法，較能快速治癒。可是如果是在接近中心部位，就不能採取光凝固法，而且必須花費半年以上的時間才能痊癒。

雖不會導致失明，但容易復發，通常只有單眼會發症。

復發時，可能會留下小視症、變視症，視力也會減退。

視網膜中心部裂孔的「突發性黃斑裂孔」

眼球撞傷或高度近視，黃斑部會穿孔。中高年齡者，黃斑部出現圓形裂孔的疾病，稱為黃斑裂孔。

初期症狀是變視（物體變形）或霧視（物體模糊），視力逐漸減退。裂孔形成時，視力急速惡化，降為0.2~0.05。

黃斑裂孔

裂孔部位

原因是附著於黃斑部的玻璃體牽引黃斑部，引起穿孔。

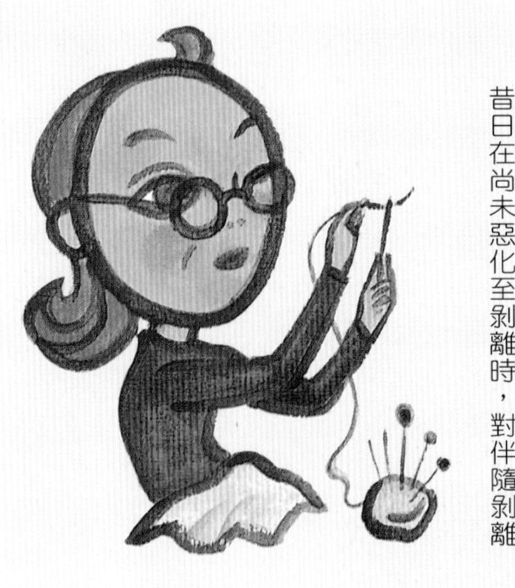

昔日在尚未惡化至剝離時，對伴隨剝離的症狀動手術，不過視力仍不會恢復，最近則只要盡早進行玻璃體手術，就能夠改善視力。

60歲以上較多見的「老年黃斑變性症」

隨著老化，視網膜黃斑部出現變性，視野中心變暗。物體看起來變小、呈傾斜狀，與中心性視網膜症十分類似，會出現自覺症狀的疾病，稱為老年黃斑變性症。

以黃斑部的萎縮為主體的病型，不會出現高度的視力障礙，但是由於圓板狀黃斑變性症，會導致脈絡膜新生血管侵入視網膜下，引起出血、滲出及增殖性變化，就會引發高度視力障礙。兩眼都可能會發生，成為高齡者的視力障礙，備受重視。

治療時利用螢光眼底攝影法發現脈絡膜新生血管，使用雷射光凝固，或是動手術切除新生血管膜。

治療的方法就是及時找出新生血管，利用雷射光凝固。

老年圓板狀黃斑變性症

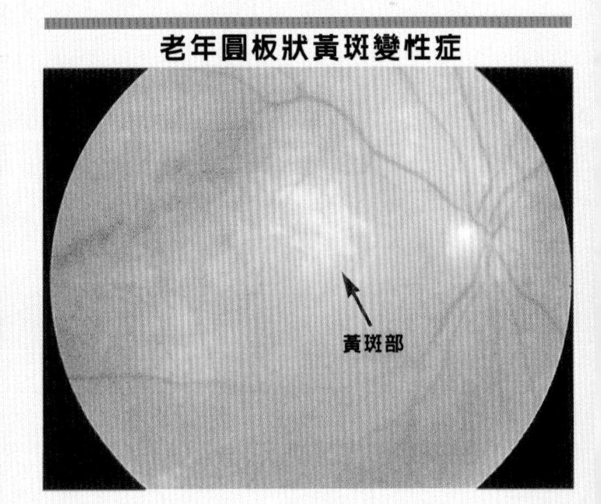

老年黃斑變性症的螢光照片

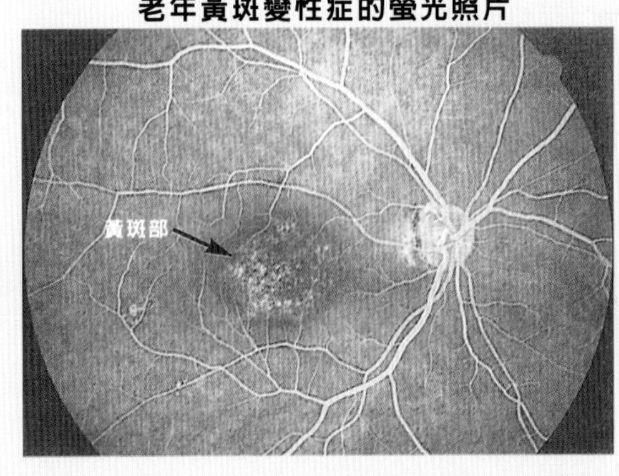

為了做出正確診斷的最新檢查法

眼睛構造複雜，有不少眼睛疾病是需要立刻治療的。因疾病的不同，檢查的方法也不同。眼科主要進行的檢查如下。

問診

患者的主訴是了解疾病的重要線索

決定做何種檢查，患者的自覺症狀是重要線索。眼睛疾病與全身疾病或遺傳有關的例子很多，因此，內臟的既往例及家族病歷十分重要。為了正確診斷疾病，聽取患者的回答，稱為問診。

不只是對於現在的自覺症狀，對於症狀的開始和經過，以及過去曾經罹患的眼睛疾病、全身狀態、有無過敏、年齡、職業、家族疾病及體質等都必須詢問。

外眼部檢查

使用肉眼或裂隙燈顯微鏡觀察

眼瞼的皮膚、睫毛的成長狀況、眼瞼下垂、眼球的運動、眼球的位置、眼屎、結膜的腫脹與充血及角膜的形狀、大小、混濁和瞳孔的反應等，都要用肉眼檢查。結膜充血、眼屎及耳前淋巴腺的腫脹，造成的流行性結膜炎，都可以藉此發現。經由肉眼觀察，就可以診斷的眼睛疾病也不少。如果要再詳細調查睫毛、結膜、角膜、虹膜等的異常，可以使用裂隙燈顯微鏡觀察。

視力檢查

使用視力表，調查裸視視力

其次是使用視力表，不戴眼鏡，調查裸視視力。遠處看不見、近處看不見、像模糊等症狀出現時，再調查矯正視力。

屈光不正使用他覺的檢影法，自覺檢查則是決定矯正的透鏡。

欲配眼鏡者，必須測量瞳孔距離，在測驗板上放入測驗透鏡，進行數十分鐘的測驗，找出看得很清楚，而且能夠清楚配戴的透鏡，決定度數後，再開處方箋。

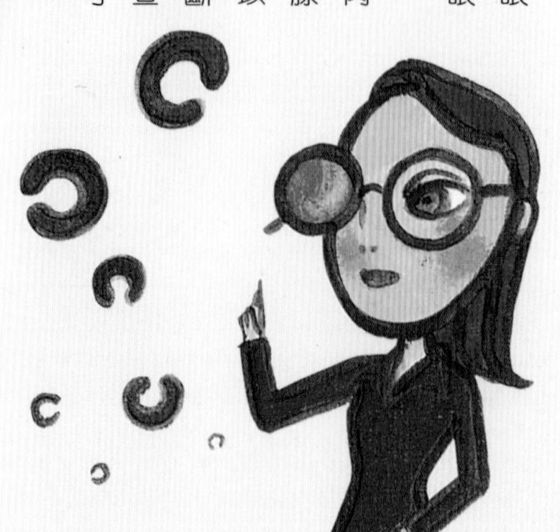

隱形眼鏡的處方及為了進行白內障手術人工晶狀體插入所做的檢查，包括角膜曲率半徑（角膜凸面的圓形）的測定，決定隱形眼鏡的內面弧度；知道角膜的屈光力，決定人工晶狀體的資料。

眼底檢查

了解動脈硬化等全身血管的狀態

眼球內視網膜的部分稱為眼底，使用各種眼底鏡調查眼底，即眼底檢查。

眼底檢查包括將細部放大觀察的直像檢查，雖然放大率較低，但是能夠觀察到廣大範圍的倒像檢查、利用特殊透鏡，詳細觀察玻璃體後部與視網膜樣子的裂隙燈顯微鏡檢查，以及檢查像玻璃體等光能夠通過處的徹照法等。此外，也可以使用眼底攝影機，照射眼底。

青光眼的視神經乳頭觀察，需要立體攝影，因此，必須使用電腦畫像解析裝置，利用放大攝影螢光劑，調查視網膜脈絡膜的血管循環狀態、新生血管或血管形狀變化的螢光眼底攝影等各種特殊的攝影都可以進行。

眼底鏡可以觀察眼底，同時測定眼底血壓。

這類的眼底檢查，不光是調查視網膜、玻璃體、視神經的疾病，同時也可以成為推測高血壓、動脈硬化、糖尿病等全身血管狀態的線索。此外，出現膠原病、腦腫瘤、腦血管障礙時，眼底會產生變化，有助於診斷全身疾病，而且也可以用以判斷發症過程。

眼壓測定

對於診斷青光眼是必要的檢查

眼壓是指眼球內的壓力，可以使用眼壓計測定。

正常眼壓為14～20㎜Hg，若低於8㎜Hg，為低眼壓；高於21㎜Hg，則為高眼壓（青光眼）。

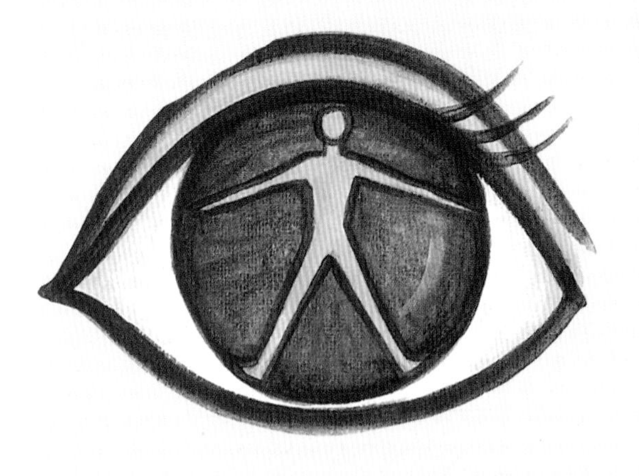

眼壓較低可能是睫狀體炎或視網膜剝離所致。

眼壓會因一日中的時間帶、身體的狀態、照明等各種條件，產生變動。欲測定正確的眼壓，必須更換條件，測量數次。此外，若父母、兄弟姊妹有人罹患青光眼，務必定期接受檢查。

視野的檢查

有助於發現青光眼或視網膜剝離

視野是指當眼球方向保持一定時的可見範圍。可以使用視野計進行檢查。是否可以看見，則由患者口述或以按鈴的方式傳達。視野包括周邊視野與中心視野。最近檢查中心部30度附近異常的自動視野計已經被發明出來。對於青光眼，尤其是正常眼壓的青光眼診斷和過程的觀察而言，是不可或缺的檢查。視野檢查不光可以了解視網膜疾病，同時也是了解青光眼、視神經疾病、腦腫瘤等對於視神經造成影響的疾病的重要檢查。

尤其慢性青光眼，從鼻側開始視野缺損，成為診斷的線索。如果是視網膜剝離，視野缺損的情況惡化到何種程度，對於預測視力恢復而言，具有重要的意義。

此外，若罹患中心性視網膜症、視網膜靜脈閉塞症、視網膜動脈閉塞症等眼疾，或神經科及腦外科的疾病時，視野會出現變化。

超音波檢查

利用眼底鏡無法檢查時可以發揮威力

利用人類耳朵聽不到的高頻度聲音，將眼內狀態，以電視畫面般呈現出來，即超音波檢查。對於角膜、玻璃體的混濁或白內障嚴重，利用眼底鏡無法了解玻璃體或視網膜狀態時，是必要的檢查。

動白內障手術，要插入人工晶狀體時，為了決定晶狀體的屈光力，要利用超音波檢查，測定眼軸長。

電氣生理學檢查

利用電位的變化，診斷視網膜等的異常

眼球具有一定的電位。在正常狀態下，透過明暗的變化，電位會產生一定的改變，藉以測定電位。包括眼球電位、視網膜電位、視覺誘發電位等，若視網膜和視覺通路出現異常，則各電位都會出現異常。

測定眼內血流

對應眼內血流的異常

血管閉塞、新生血管的形成、眼內缺血症候群等，眼內血流會造成極大的影響。青光眼，尤其是正常眼壓的青光眼，應格外注意視神經乳頭和視網膜的血流情形。

最近許多血流測定裝置被開發出來，視網膜微細血管的血流或中心動脈的血流等，都可以被測量。

對於眼內血流異常的診療而言，具有重大意義。

超音波生物體顯微鏡

對青光眼的病態觀察具有貢獻

與昔日眼科用的超音波裝置相較，使用周波數較高的超音波，能提高前眼部組織描繪的精度。

尤其是前房角的觀察，可以合併以往的光學檢查，訂立青光眼的病態觀察及治療方針。

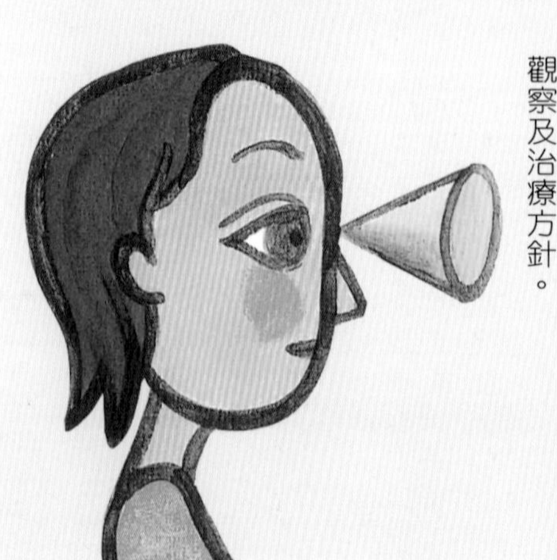

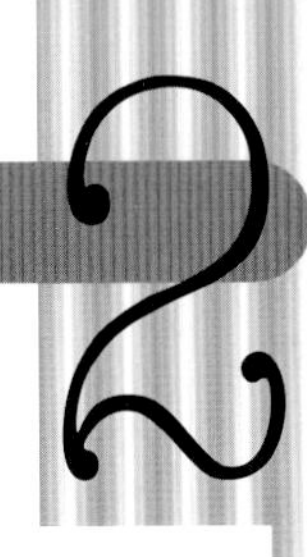

視力減退治療法的進步

開發青光眼的治療藥及白內障或視網膜剝離的手術等，近年來，眼科的治療非常發達。十年前可能會導致失明的疾病，現在多半都能治癒。

以下就這些最新治療法為主，說明眼科目前進行的治療法。

β阻斷劑、前列腺素劑及其他

青光眼的新眼藥

除了昔日的毛果芸香鹼眼藥水之外，現今已開發出許多青光眼的治療眼藥。

β阻斷劑是高血壓等的內服藥，同時也是具有抑制房水生成的新型眼藥。

但是某些β阻斷劑，具有呼吸系統疾病（氣管、支氣管擴張症）或心臟疾病尚未完全治癒的患者，不能使用。最近出現前列腺素誘導體或交感神經藥，可以適當的搭配使用。

與昔日青光眼的眼藥水（毛果芸香鹼）相比，效果較高，藥效時間長，而且瞳孔不會變窄。

從前需要動手術的疾病，藉著這些藥物之賜，可以抑制病情的進行。

雷射手術

不切開眼球，直接治療青光眼

雷射光目前已被廣泛利用在各方面，青光眼的手術也是其中之一。

利用雷射光，不必切開眼球，就可以進行房水出口的整形或進行狹窄房角、閉角型青光眼的虹膜切除術。

雷射手術後，眼壓會暫時上升，但是手術的時間很短，而且可以門診的方式進行。

光凝固法

利用熱凝固病變，遏止病情惡化

視網膜剝離或糖尿病性視網膜症、老年圓板狀黃斑變性症等視網膜病變部照射雷射光，進行熱凝固，遏止病情惡化，此種方法稱為光凝固法。開發出的光凝固法，能夠治癒從前無法治癒的眼疾。

此外，白內障手術後，數個月至數年內，後囊內面會混濁，稱為後發白內障，照射雷射光即可去除。

超音波白內障手術

創面只有3㎜

兒童或年輕人的晶狀體非常柔軟，可以採吸引的方式，進行白內障手術。不過中高年齡者，晶狀體中心部的核變硬，很難進行吸引。

利用超音波震動，震碎晶狀體的核，再加以吸引，此方法就稱為超音波白內障手術（正式名稱為晶狀體乳化吸引法）。

手術切開的部分只有3㎜，但是如果晶狀體核太硬，震動時間就會增長，容易引起併發症。因此，高齡者的晶狀體核如果太硬，就必須進行高技術的手術。

人工晶狀體

不需要戴眼鏡，能過正常生活

動白內障手術，摘除晶狀體後，埋入代替晶狀體的透鏡，即人工晶狀體（眼內透鏡）。

人工晶狀體具有與人類晶狀體相同的屈光力，即使不戴眼鏡，也能過著正常生活。另外，尚開發出了眼鏡用的透鏡，因此，看近物也不需要戴眼鏡了。此人工晶狀體適合兩眼同時動手術，但射入的光具有遠近之分，所以看起來稍暗。

超音波手術及人工晶狀體插入手術，需要高度的技術，所以最好選擇經驗豐富的醫師。

另外，要和醫師好好商量，哪一隻眼睛看得較清楚、視力較佳，或者從前因高度近視而戴眼鏡的人，如果突然變成正視，已經習慣戴眼鏡的臉，沒有眼鏡，會產生不適感，那麼關於選擇透鏡的種類，就要和醫師好好商量了。

玻璃體手術

現在已經可以進行困難的手術

在眼科手術中，玻璃體手術是最難的，不過最近已經可以開始使用科學的手術刀了。

玻璃體手術是在眼球的安全場所開3個小孔，一個孔插入照明裝置，一個孔插入帶有切割刀及吸引器的管子，另一個孔則注入灌流液，維持眼內壓的穩定。切除纖維，並吸引切除後的纖維及出血。

玻璃體手術的原理

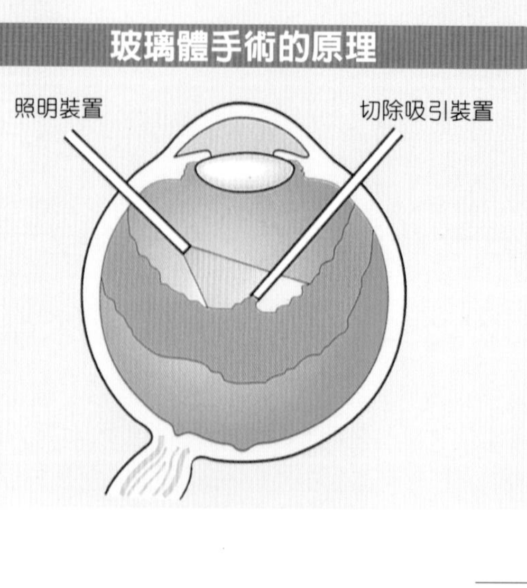

照明裝置

切除吸引裝置

手術可以透過瞳孔，一邊觀察，一邊進行。

玻璃體手術與雷射光凝固法搭配組合，在眼球內操作，則視網膜剝離的困難情況、視網膜玻璃體出血和後部玻璃體表面剝離後，視網膜面形成的增殖膜或視網膜下異常血管板的摘除等，從前無法想像的手術，現在都可以進行，解救許多人免於失明的痛苦。

不可遺忘的高明接受治療法

要簡潔、正確的傳達自覺症狀

不光是眼科，任何疾病都是如此。症狀始於何時、如何開始，一定告訴醫師，這是治療的初步。除了自覺症狀以外，尚有許多必須正確傳達給眼科醫師的資訊。

從前曾經罹患過的眼科疾病或全身疾病、家族病歷及生活環境等，都是診斷的線索。

在拜訪眼科醫師前，自覺症狀及上述的事都必須事先記錄，簡單、扼要、正確的傳達。

眼科醫師擅長或不擅長的範圍

本書曾經介紹過，近年眼科的檢查與治療十分發達，在過去沒有能力治癒，會導致失明的疾病，現在多半已經能夠充分恢復視力。

但是即使是最新的技術，也需要由熟練的醫師操刀，才能發揮效果。

眼科具有各種不同的領域，每個醫師都有其擅長與不擅長的範圍。以手術為例，大多進行白內障、青光眼、視網膜剝離、玻璃體疾病等的專門手術。

此外，與其要求醫師進行經由傳播媒體得知的最新技術，不如接受醫師最拿手的治療法，才能得到更好的結果。

如果一定要接受特定的治療，事先就必須打聽，哪裡的眼科醫師能夠進行這種治療。選擇深獲好評及具有誠意的醫師或到藥局詢問，再接受診察較好。

要積極詢問疑惑和不安處

不只是眼科醫師，要遇到好的醫師，雖然要看自己的運氣，但是患者本身也需要培養觀察醫師的眼光。

例如，有的人會只看醫院的建築物或設備，不了解醫療品質，從表面去判斷。

值得信賴的醫師，會先聆聽患者的主訴，連藥物、手術、眼鏡、費用等，能夠仔細回答患者的疑問。如果是屬於自己不擅長疾病的患者，也會介紹給其他醫師，更會和需要長期治療的患者好好商量。

在建立與醫師之間的信賴關係上，患者的態度也很重要。如果存有疑問和不安，要積極詢問醫師，並遵守醫師的指示。

防止視力減退的日常生活智慧

先決條件是避免身心過度疲勞

中高年齡者，與年輕時相比，不知不覺中，運動量會減少，但是卻容易疲勞。休息和夜晚睡覺時，即使獲得了充分的休息和睡眠，還是感覺疲累。

要格外注意飲食，當然如果是特別需要靜養的疾病，就另當別論了。不過必須經常走路，時常活動身體，促進身體的血液循環，方能預防及治療視力減退。神經疲勞或精神不安定的症狀，一定要避免，最好結交一些興趣相同的朋友，享受各種興趣，努力恢復身心的年輕狀態，對於眼睛症狀十分有效。

適當的照明標準

房間的大小（m²）	日光燈	電燈泡
9平方公尺	2盞30瓦	1盞80瓦
12平方公尺	2盞40瓦	1盞100瓦
12平方公尺同時使用的檯燈	2盞30瓦+15~20瓦的檯燈	1盞80瓦+40~60瓦的檯燈
16平方公尺	3盞30瓦	2盞80瓦
20平方公尺	3盞40瓦	2盞100瓦

十二平方公尺大的房間需要2盞40瓦日光燈的照明

照明對睜開眼睛而言，是重要的條件之一。尤其老花眼年齡，即40歲開始，要特別注意身邊的照明。與年輕時相比，照明要更亮才行，無論是閱讀、記筆記或做針線活，400～500勒克司的亮度最適合。

亮度會因照明的高度及位置、牆壁的顏色不同而有不同。400～500勒克司，以十二平方公尺大的房間而言，就是掛2盞40瓦日光燈的亮度。

但是房間如果只掛了2盞20～30瓦的日光燈，手邊就必須再利用檯燈照明，才容易閱讀，檯燈則最好是使用15～20瓦的日光燈或40～60瓦的電燈泡，並將檯燈置於左前方。

日光燈老舊後會閃爍，照明的光線直接進入眼睛或會反射光的照明，對眼睛都不好。躺著看書會造成眼睛疲勞，書本最好距離眼睛30～35cm。

看電視時，如果關掉照明，眼睛會疲勞，一定要讓光線照射到整個房間。如果是18吋的電視，就要距離3m，而且眼睛的視線要與電視等高或較電視稍高。

眼睛感覺疲勞時，可能是老花眼的開始，最好做遠視、近視體操。

眼睛睜大，眼球上下左右移動，盡量讓手指接近眼睛，凝視2～3秒，再凝視5m距離以外的物體2～3秒，進行遠近交互凝視運動1～2分鐘。近視或遠視的人，可以戴眼鏡進行。

配合老花眼惡化的程度選擇眼鏡的方法

國人戴眼鏡的人口很多，但是戴不適合的眼鏡或不懂得巧妙利用眼鏡的人也不少。因此，要了解鏡片和鏡架的知識，正確選擇老花眼鏡。

需要戴老花眼鏡的時期

看物體時，對準焦距的眼睛機能稱為調節作用，是以屈光度（簡稱為D）表示。以正視的人而言，1D表示看1m處的調節力（以透鏡而言，即在1m的距離對太陽光線成像的屈光力）。剛好能夠清楚看到近物的距離，稱為近點距離。

15歲即有10D的調節力，即使物體距離10cm，仍然可以看清楚。45歲時，調節力就會降至3~2.5D。2.5D即如果物體在40cm之外就看不清楚了。

念書或看報紙的適當距離為30~35cm。調節力衰退具有個人差異，一般而言，45歲開始就很難看到小字了。

調節力為3D的近點距離為33cm，是最適合閱讀的距離。調節力為3D的人，意指其閱讀時必須全力以赴的看文字，所以眼睛容易疲勞，而且很難長時間持續閱讀。

調節力必須有一些程度的餘地，調節力只剩3D時，就要配戴老花眼鏡了。名片的住址、火車時刻表、郵地區號簿上的文字及地圖上的地名等，距離30cm如果仍看不清楚，就必須配戴老花眼鏡。

調節力從60歲開始鈍化。距老花眼開始，有20年的時間，視力減退的速度非常快。此外，遠視、近視、散光的程度，也會隨著年齡，產生改變。

所以，可能幾年內，老花眼鏡的度數就不合了。因此，若配戴老花眼鏡，每2~3年就要檢查眼睛一次，確認度數是否吻合。

鏡片材質的選擇法

鏡片材質包括玻璃和塑膠。

玻璃不易刮傷，但是容易破裂，而且比較重。老花眼鏡使用凸透鏡，當度數加深時，鏡片會變厚，重量增加。

塑膠鏡片不易破裂，質地較輕，缺點則是容易刮傷。最近的塑膠鏡片為了彌補這個缺點，改採硬的材質，而且使用各種的塗膜。

為了防止照在透鏡上的光反射及提高光的通過力，於是加工製成了單層膜、多層膜等各種鏡片。沒有塗膜的鏡片，光的通過力達到92%，所以普通的鏡片就足夠了，但現在幾乎已經看不到這種鏡片。

彩色鏡片不適合當成老花眼鏡。老花眼鏡是為了在室內看文字及做手工等精細的工作才戴的，所以如果有顏色，反而會看不清楚，價格也比較貴。

多層膜的鏡片容易有指紋等汙垢附著，用衛生紙很難拭除，所以有人會每天用中性洗劑清洗。懶得這麼做的人，可能會因為鏡片骯髒而看不清楚。

遠近兩用鏡片的選擇法

中年後，會出現遠視、散光，看遠處時，需要戴眼鏡的人很多，但有時又有不得不使用老花眼鏡的狀態。在看遠或看近時，必須更換遠視眼鏡和近視眼鏡。

為了解決這種麻煩，開發出了遠近兩用的雙重焦點鏡片及累進多焦點鏡片。

雙重焦點鏡片是鏡片下方的部分，屬於看近物用，上方部分則是看遠物用，具有明顯的交界處。

老花眼用的部分具有寬廣型及狹窄型，任何一種只要習慣後，都非常方便。

累進多焦點鏡片則沒有遠近明顯交界，為從遠用到近用，度數會產生變化的鏡片。

戶外用的遠用部分會擴大，室內用的則以中近距離為重點或擴大鏡片的近用部分。鏡片設計較用途更多樣化，而且種類繁多。

此類鏡片的一端，物體呈傾斜狀，欲習慣這種鏡片，花費的時間因人而異。有人根本就戴不慣，最好慎重選擇。

雙重焦點鏡片或累進焦點鏡片，會隨著眼睛與眼鏡鏡片的距離或鏡片對於眼睛的傾斜做調整。即使鏡片的度數吻合，可能還是會看不清楚或引發眼睛的疲勞，所以需要眼睛技術者的專門知識與技術。

如果戴眼鏡仍看不清楚，就必須針對眼睛的位置、傾斜角度、鏡片與眼睛的距離等加以研究，或是請配眼鏡的人為你調整到適當位置。

鏡架的選擇法

鏡架的材質包括塑膠、金屬或上部為塑膠、下部為金屬的材質。塑膠價格較便宜，質地較輕，而且比較厚，適合鏡片厚的人。但是，由於調整不易，所以不適合雙重焦點或累進焦點鏡片。

金屬鏡架增厚時會變重，所以不適合較厚的鏡片。價格亦高於塑膠材質，不過調整容易，且持久耐用。

最近則是以使用鈦合金的金屬鏡架為主流，質地輕且耐用，但是調整不易。有人說肌膚的觸感及戴在臉的感覺，從前的鎳合金較佳。

另外尚有無框眼鏡出現，但是調整困難，一定要和具有專門知識的眼鏡技術者商量。

效果具有差異的眼藥使用法

眼藥連續使用，以2~3日為限

藥物使用必須遵照醫師的指示，這是最大的原則。不只是眼藥，市售藥其實只是不去看醫師時的臨時使用藥。藥物雖然具有療效，但多少都會具有副作用。

醫師通常會考慮藥效及副作用的問題來開處方。在眼藥的附帶說明書上，有標示使用的次數。一天以3~6次，使用日數以2~3日為限。為了防止副作用，不可連續使用。

最近流行「點眼藥依賴症」的說法，即點眼藥容易習慣化。眼藥本身不具促進習慣化的成分，但是有的人覺得不點眼藥就看不清楚或心情不佳，而逐漸養成點眼藥的習慣。眼藥絕對不要連續使用2~3日以上。

正確的眼藥點法

正確點眼藥的方法，首先臉上抬，兩眼張開，輕輕拉下眼瞼。在角膜鼻側的結膜上，滴1~2滴眼藥水。此時，必須注意眼藥瓶的前端不可以碰到睫毛或眉毛。

點完眼藥，要眨眼1~2次，閉上眼瞼，用拇指和食指捏兩眼的眼頭，壓迫3~5分鐘，防止眼藥從眼睛流到鼻子，這一點非常重要。因為點的眼藥是冷的，所以是否點入眼內，立刻就可以察覺到。

此外，睡前不要點眼藥，因為會在短時間內流入大量藥水，若在就寢前點，藥物可能會長時間停留在結膜囊內，如果有副作用，就會提高危險度。

眼睛充血或發癢時點眼藥

市售的眼藥幾乎都是在自已判斷眼睛疲勞的狀態下使用的，但是如果黑眼珠周圍充血、怕光、眼睛疼痛及視力模糊等症狀出現時，就要儘早接受醫師的診斷。

尤其接受青光眼診斷的人或從前曾經罹患角膜炎、葡萄膜炎的人更需要注意。

使用市售的眼藥，僅只於充血或眼頭、眼尾等眼睛的角落出現充血症狀，或者是有一些眼屎及流淚、眼睛發癢時可以使用。發癢若伴隨眼睛振顫的症狀，就不可以使用了。因為有可能是異物侵入眼睛、角膜受傷或結膜發炎。

發癢時，要將眼藥冰過後再使用

一般人認為眼藥應該要和其他藥物一樣，置於藥箱中保管。

但是，為了防止藥物變質，最好置於冰箱中冷藏。尤其眼睛發癢，點冰過的眼藥，就能抑制發癢，所以冰過之後再使用，效果更佳。置於冰箱中1~2個月以上或原本應該是透明的眼藥，出現混濁現象時，就不可以再使用了。

在藥局購買時，一定要確認成分

目前市售的眼藥，多半是①疲勞用的藥，②抑制過敏症狀用的藥，③洗眼劑，④抗菌劑，⑤配戴隱形眼鏡時所使用的眼藥。在藥局購買時，要說明自己的目的，選擇使用適合症狀的藥物。

①眼睛疲勞用的藥

包括甲基硫酸辛斯的明肌肉收縮劑、鹽酸奈唑啉的血管收縮劑及含有各種維他命的眼藥。含有肌肉收縮劑的，會先使肌肉收縮，等到藥效消失時，肌肉放鬆的同時，就可以去除眼睛疲勞。

但是，此種藥物會促使眼壓上升，所以具有青光眼家族史的人，一定要避免使用。而連續使用鹽酸奈唑啉，會損害角膜上皮。

另外，促進代謝、活絡組織的藥物包括含有維他命B_2、維他命B_6、維他命B_{12}、泛酸等的眼藥。

維他命B_2是角膜營養劑，維他命B_6與泛酸能促進新陳代謝，維他命B_{12}則具有使末梢神經或神經纖維活性化的作用，對於眼睛疲勞都有效。

②抑制過敏用的藥

馬來酸氯苯胺是抗過敏劑。具有過敏體質的人，眼睛容易發癢，眼角容易發紅，此時就可以使用含有這種成分的眼藥。

③洗眼劑

生理食鹽水、硼酸、硼砂溶液、氯化苯甲烴銨溶液等以洗淨、消毒為目的的洗眼劑也不少。待在灰塵較多處或出現眼屎時可以使用。但是不必要的洗眼，反而會使正常眼淚流出，要適可而止。

④抗菌劑

磺胺劑具有抗菌力，含有此物質的眼藥，對於輕微結膜炎或瞼腺炎等細菌感染時有效。但是有人會對磺胺劑過敏，因此，使用化妝品會出現斑疹或因為藥物導致皮膚發疹的人，最好格外注意。

⑤配戴隱形眼鏡時所使用的眼藥

隱形眼鏡與角膜緊密貼合，角膜會受到摩擦等刺激，此時使用含有聚乙烯醇等黏性成分或含有細胞與細胞相連的結締組織成分的硫酸軟骨素及維他命劑等眼藥，能夠強化組織，具有修復障礙的作用，可以當成角膜保護劑來使用。

（高山）